Kontaktadresse nach EU-Produktsicherheitsverordnung:
produktsicherheit@droemer-knaur.de

KNAUR

Über die Autorin:
Anne Höfler wurde 1944 in England geboren und praktiziert das Handauflegen seit 1981. Seit 1989 gibt sie zahlreiche Kurse und hält Vorträge im In- und Ausland. Sie wurde von Willigis Jäger zur Kontemplationslehrerin der »Würzburger Schule der Kontemplation« ernannt. Sie verbindet in ihrer Arbeit die Methoden des Handauflegens mit dem spirituellen Weg der Kontemplation. Anne Höfler lebt in Lindau.
Weitere Informationen unter: www.anne-hoefler.de

ANNE HÖFLER

Open Hands

Grundlagen und Praxis des Handauflegens

KNAUR

Die in diesem Buch erwähnten Diagnose- und Therapiemethoden sind nach bestem Wissen zusammengestellt. Sie ersetzen jedoch nicht die Beratung und Behandlung durch Ihren Arzt. Autorin und Verlag übernehmen keine Gewähr für die Richtigkeit der angeführten Empfehlungen, die Verantwortung liegt allein beim Leser.

Besuchen Sie uns im Internet: www.knaur.de

Originalausgabe Februar 2011

Ein Imprint der Verlagsgruppe
Droemer Knaur GmbH & Co. KG, München

Umschlaggestaltung: ZERO Werbeagentur, München
Umschlagabbildung: FinePic®, München
Redaktion: Angelika Feilhauer, Christa Spannbauer
Abbildung Chakren: Katharina Sophia Wagner
Satz: Adobe InDesign im Verlag
Printed in Germany
ISBN 978-3-426-87505-6

10 12 13 11

Inhalt

Danksagung

Dieses Buch widme ich meinen Kindern, meinen Enkelkindern und Charles.

Ich bedanke mich von Herzen bei den Freundinnen und Freunden, die mir durch ihr aufmerksames Lesen und ihre konstruktiven Vorschläge beim Schreiben dieses Buches geholfen haben: Angelika Feilhauer, Christa Spannbauer, Gisela Bleyer, Hedwig Illichmann, Siegfried Fleiner, Ursula und Dieter Krimmel.

Ich danke meinen Lehrerinnen und Lehrern, besonders Pater Willigis Jäger und Sheilah Johns, sowie all den Menschen, die zum Handauflegen kommen und mir dadurch die Möglichkeit geben, das zu tun, was für mich eine Herzensangelegenheit ist.

Nicht zuletzt möchte ich all den Menschen danken, die gemeinsam mit mir diesen Weg gehen und mir dadurch Unterstützung und Kraft geben.

Geleitwort von Willigis Jäger

Alle spirituellen Wege kennen heilende Kräfte. Das universale Bewusstsein ist kreativ. Es ist auch heilend, eine transformierende Energie, die jedem Wesen innewohnt. Unser eigentliches Wesen liegt hinter unserer Persönlichkeit und wird durch unsere Rationalität und Ich-Aktivität ständig in den Hintergrund gedrängt. Dieses vordergründige Ich mit seinen Wünschen und Ängsten, seinem Begehren und Abwehren ist sehr oft der Grund für unsere Leiden und auch für unsere Krankheiten. Psyche und Geist wirken viel stärker auf unseren Körper und sein Befinden ein, als wir bislang wussten. Sie sind nicht selten die eigentliche Ursache unserer physischen Gebrechen.

In der Tiefe unseres wahren Wesens liegen ordnende und heilende Kräfte. Wenn wir uns diesen öffnen, dann fördern wir Heilung. Wo unser Verstand mit seinen Vorstellungen und Erwartungen nicht mehr hinreicht, sind heilende Energien beheimatet, die im Menschen wirksam werden können, wenn ihm die Hände aufgelegt werden. Heilung bewirkt nicht die handauflegende Person. Sie weckt vielmehr durch ihre Zuwendung und die Anrufung des göttlichen Beistandes im Menschen diese heilenden Kräfte. Heilen bedeutet, die Ordnung und Harmonie des ganzen Menschen wiederherzustellen. In jedem Menschen ist heilende Kraft von Natur aus angelegt und latent vorhanden. Es ist nicht unsere Kraft. Es ist die Kraft dieses

Urgrundes, der unser eigentliches Wesen ist. Sie möchte geweckt werden. Sie kann unsere gängige Medizin nicht immer ersetzen, aber sie kann sie ergänzen.

Ich kenne Anne Höfler seit vielen Jahren persönlich. Vor einigen Jahren ernannte ich sie zur Kontemplationslehrerin der Würzburger Schule der Kontemplation. Sie ist Vertreterin meiner Kontemplationslinie in der Stiftung »Westöstliche Weisheit«. Handauflegen wird von ihr in der geistigen Haltung der Kontemplation praktiziert. Das Handauflegen ist für sie ein innerer Weg, der die Egostruktur für das universelle Bewusstsein durchlässiger werden lässt. Anne Höfler besitzt offensichtlich eine Begabung, die kranken Menschen heilende Kräfte erschließen kann. Ihr Anliegen ist es auch, andere Menschen im Handauflegen auszubilden und sie darin zu unterstützen, diese Fähigkeiten bei sich selbst zu entdecken. Dafür hat sie die »Open Hands Schule« gegründet, die mittlerweile Teil der Willigis-Jäger-Stiftung ist.

Ich lege Ihnen, liebe Leserinnen und Leser, dieses Buch vom Handauflegen auf der Grundlage der Kontemplation sehr ans Herz. Möge es Ihnen Heilung bringen auf Ihrem Weg.

Willigis Jäger

Einleitung

Seit Erscheinen meines ersten Buches *Leg mir die Hand auf* sind mehr als 15 Jahre vergangen. In diesen Jahren kamen viele Menschen zu mir, die sich für die Methode des Handauflegens öffneten. Unter ihnen waren viele Eltern mit chronisch kranken Kindern, ebenso auch viele schwerkranke Menschen, von denen manche nicht mehr lange zu leben hatten. Bei Letzteren war es manchmal möglich, ihre Lebensqualität für die Zeit, die ihnen noch blieb, zu verbessern. Oft kamen sie mit Angehörigen, die bereit waren, das Handauflegen bei ihnen zu praktizieren. Die Geschichten, die ich später oft über die letzten Tage und Stunden eines Menschen hörte, der mit Handauflegen begleitet wurde, berührten mich immer tief.

Es freut mich, dass mittlerweile Tausende von Menschen in die Kurse über Handauflegen gekommen sind. Inzwischen bestehen eine große Offenheit für das Handauflegen und das wachsende Bedürfnis danach, das Potenzial zu entfalten, das es in sich birgt Die Menschen kommen, weil sie sich selbst oder ihren Kindern die Hände auflegen möchten. Oft höre ich den Satz: »Beim Handauflegen kann ich mich wieder auf das Wesentliche besinnen.« Es kommen auch viele Menschen in die Kurse, die in Kirchen, in Krankenhäusern, in Einrichtungen für Menschen mit Behinderungen, in Seniorenheimen oder in Hospizen arbeiten. Darunter sind auch Therapeutinnen und Therapeuten aus den verschiedensten Richtungen. Sie alle wollen sich auf die einfache und doch so wirksame Methode des Handauflegens einlassen. Viele von ihnen möchten die spirituelle Dimension stärker in ihr Wirken einbringen, denn immer mehr Menschen werden für die Tatsache empfänglich, dass Spiritualität einen unmittelbaren Einfluss auf unser Wohlbefinden hat. Die göttliche Kraft wirkt heilend und ordnend, und das Handauflegen ist eine praktische Möglichkeit, dies zu erfahren.

Mein erstes Buch war an Eltern kranker Kinder gerichtet und berichtet von den Erfahrungen, die ich mit meiner Tochter machte, nachdem sie schwer an Neurodermitis erkrankt war. Das vorliegende Buch ist für all diejenigen geschrieben, die das Handauflegen regelmäßig praktizieren möchten. Es gibt immer mehr Menschen, die dieses zunächst an sich und ihren Familienangehörigen übten und durch die positiven Erfahrungen, die sie dabei machten, den Wunsch entwickeln, auch anderen Menschen zu helfen. Für alle, die tiefer in diese Materie eintauchen wollen, ist dieses Buch verfasst. Ich beschreibe darin meine Erfahrungen, wie ich sie heute, nach fast 30 Jahren des Handauflegens, verstehe. Vielleicht würde ich sie nach 30 weiteren Jahren des Handauflegens anders schreiben. Ich verstehe dieses Buch, wie mittlerweile alles in meinem Leben, als Möglichkeit, mich für das zu öffnen, was jetzt gerade ist.

Was ist Handauflegen?

Das Handauflegen finden wir in verschiedenen Traditionen der Welt. In unserer christlichen Tradition spielt es in der Geschichte von Jesus und den Berichten über die frühen Christen eine zentrale Rolle. Geschichten über Heilung durch Handauflegen sind vielen von uns daher vertraut.

Das Handauflegen ist eine Kunst. Erst wenn wir zu üben beginnen, werden wir wissen, wie groß unsere Begabung ist. Wie in allen Künsten hängt sehr viel vom Grad unseres Interesses und von unserer Bereitschaft zu üben ab. Auch Musiker müssen täglich üben. Unabhängig vom Maß unserer Begabung – und wir alle haben ausreichend Begabung dafür, die Hände bei uns selbst und bei anderen aufzulegen – wird für die meisten von uns also Übung ein wichtiger Faktor sein.

Es gibt aber durchaus auch besonders begabte Menschen, die über große natürliche Fähigkeiten im Heilen verfügen, unabhängig davon, ob sie spirituell sind oder nicht. Manche Menschen besitzen von Natur aus ein starkes Magnetfeld und können ihre Energie heilend einsetzen. Andere verfügen über eine große Willens- und Konzentrationskraft, durch die sie Materie verändern können und dadurch Heilung ermöglichen. In den meisten Traditionen geht es aber darum, dass diejenigen, die die Hände auflegen, sich für eine Kraft öffnen, die nicht mit dem Verstand zu erfassen ist. Wir können sie spirituelle Kraft nennen, höhere Kraft, universelle Kraft oder, wie wir es hier tun wollen, »göttliche heilende Kraft«. Wir betrachten uns als Kanal für diese Kraft, wir öffnen uns ihr, lassen sie fließen und danken dafür. Letztendlich handelt es sich dabei um eine sehr einfache Sache, auch wenn das, was dabei geschieht, sehr vielschichtig und tiefgreifend sein kann.

Für mich ist das Handauflegen etwas vollkommen Natürliches und Selbstverständliches und zugleich auch etwas Einzigartiges und Großartiges. Ich vergleiche es gern mit dem Sternenhimmel. Wenn ich in einer klaren Nacht den Sternenhimmel betrachte, bin ich manchmal ganz in den Versuch versunken, die einzelnen Sternbilder zu finden und zu benennen, ein andermal bin ich völlig von der unbegreiflichen Größe des Kosmos überwältigt. Beim Handauflegen geht es mir ähnlich. Es ist etwas ganz Normales, gehört zu meinem Leben dazu und ist letztlich doch unbegreiflich. Es kommt mir daher sofort in den Sinn, wenn jemand sich verletzt hat oder krank ist. Und oft geht es den Menschen, mit denen ich gerade zusammen bin, ebenso.

Hier sind einige Beispiele: In der Sauna: »Ich habe etwas am Knie, könntest du eben mal ...« Im Kino: »Wo wir gerade hier sitzen, könntest du die Hand auf meine Schulter legen, bis der Film anfängt ...« Vor dem laufenden Fernsehapparat bei meiner Schwägerin, bei der sich ein Katzenbiss entzündet hatte.

Ich habe in vielen Kinderzimmern, Wohnzimmern, Schlafzimmern, Küchen, Autos und Zügen, auf Straßen, auf Wiesen, auf Bergen, an Seen – also in den alltäglichsten Situationen – Handauflegen praktiziert. Und doch erfahre ich bei all dieser Selbstverständlichkeit immer wieder Momente, in denen ich diese gewaltige liebende Kraft wahrnehme und tiefe Dankbarkeit und Demut empfinde.

Ich möchte die Geschichte von Pauline erzählen, die vor vielen Jahren zu mir kam, als ich in einem englischen Naturheilzentrum arbeitete. Damals wurde mir zum ersten Mal bewusst, dass durch Handauflegen Dinge beeinflusst werden können, von denen ich nichts weiß. Pauline war zu diesem Zeitpunkt etwa sechzig Jahre alt. Sie litt an Arthritis und starken Schmerzen im Rücken und erzählte mir von ihrem harten Leben. Auf Verlangen ihrer Eltern hatte sie früh die Schule verlassen, um in einem Fish-and-Chips-Shop zu arbeiten. Sie hatte dann einen Mann geheiratet, der ihren eigenen Worten zufolge lieblos mit ihr umging. Auch ihre Kinder beschrieb sie als undankbar ihr gegenüber. Man konnte an Paulines Gesichtszügen erkennen, dass sie sehr unglücklich war.
Ich legte ihr die Hände auf und sprach ein Gebet, in dem ich um Liebe, Licht und Heilung bat. Dieses Gebet gab ich ihr anschließend mit auf den Weg und schlug ihr vor, sich selbst die Hände aufzulegen. Als sie eine Woche später wiederkam, berichtete sie, es ginge ihr nun noch schlechter als zuvor. Sie habe nun auch Schmerzen in den Knien, Durchfall und einen Ausschlag im Gesicht. Ich sagte ihr, dass dies möglicherweise eine Erstverschlimmerung sei, die zeige, dass etwas in Gang gekommen sei, was sie aber nicht recht glauben wollte. Erneut legte ich ihr die Hände auf. Als sie nach einer Woche wiederkam, erzählte sie, dass tatsächlich etwas geschehen sei. Nachdem sie das letzte Mal das Naturheilzentrum verlassen habe, hätten ihr vier Menschen einen

»Guten Tag« gewünscht, was ihr bis dahin noch nie passiert sei. »Ich muss irgendwie gestrahlt haben«, sagte sie. In der darauffolgenden Woche berichtete sie, es sei ein Wunder geschehen. Ihr Mann habe ihr angeboten, ein Zimmer zu tapezieren, obwohl er bis dahin noch nie etwas freiwillig im Haus gemacht hatte. Weitere Veränderungen geschahen in ihrem Leben, bis der Ehemann Pauline schließlich jeden Abend vor dem Zubettgehen die Hände auflegte. Nie wieder hörte ich von ihr ein schlechtes Wort über ihn. Schließlich verschwanden auch ihre Rückenschmerzen.

Wenn wir beginnen die Hände aufzulegen, werden wir anfangs feststellen, wie begrenzt unsere Möglichkeiten sind. Bei den Heilungsgeschichten von Jesus können wir lesen, dass jemand nur sein Gewand berühren musste, um gesund zu werden. Im Gegensatz zu uns beherrschte Jesus das ganze Spektrum des Heilens. Einmal sagte er: »Dein Glaube hat dich geheilt«, ein anderes Mal wusste der Betreffende gar nicht, dass Jesus heilend wirkte. In diesen und vielen anderen Fällen wurden die Menschen geheilt. Jesus konnte Tote auferwecken oder zu einem Menschen sagen: »Deine Sünden sind dir vergeben.« Ich glaube, dass seine Fähigkeit zu heilen ihm dabei half, Menschen für etwas zu öffnen, das mit dem Verstand nicht erklärbar ist. Die Heilungen waren Teil seiner Hauptaufgabe, den Menschen nahezubringen, dass das Reich Gottes bereits in ihnen ist.
Die Heilungsgeschichten von Jesus können uns inspirieren, sie lassen uns aber ebenso auch unsere eigenen Grenzen erkennen. Wir müssen feststellen, dass wir eben nicht das ganze Spektrum beherrschen. Vielleicht erscheinen

uns unsere Möglichkeiten der Heilung als vergleichsweise gering. Wie oft habe ich mir gewünscht, wenn ich mit dem Leid und der Verzweiflung von Menschen konfrontiert war, einen Zauberstab zu besitzen, um sofort alles ändern zu können.
Es geht aber darum, dass wir unsere Begrenztheit erkennen und – wenn das Handauflegen unsere Aufgabe sein soll – sie mit Dankbarkeit anzunehmen. Die Geschichten von Jesus können uns dazu inspirieren, geduldig weiterzumachen, um uns in der Kunst des Heilens zu üben. Als Jesus seinen Jüngern den Auftrag für seine Nachfolge gab, sagte er: »Heilt die Kranken … und sagt den Leuten: Das Reich Gottes ist euch nahe.« (Lk 10, 8–9) Für mich persönlich sind diese Worte sehr wichtig geworden. Von Jesus wurde sowohl die physische als auch die spirituelle Ebene der Menschen ernst genommen. Wir können daraus viel in unserem Umgang mit Menschen lernen.

Ich selbst freue mich jedes Mal, wenn durch das Handauflegen Heilung im physischen Leib oder zumindest Linderung der Symptome eintritt. Ich nehme den physischen Körper und sein Wohlbefinden sehr ernst, betrachte das Handauflegen zugleich jedoch als Möglichkeit, den ganzen Menschen in all seiner Vielschichtigkeit zu erreichen. Wenn wir uns im Gebet für die Heilkraft öffnen, wird die spirituelle Ebene des Menschen berührt. Das wiederum nimmt Einfluss auf die mentale und emotionale Ebene bis hin zur physischen Ebene.

Mein eigener spiritueller Weg hat mich vor vielen Jahren zur Kontemplation geführt – das stille Gebet oder die

Meditation, wie es in anderen Traditionen genannt wird. Für mich ist es wichtig geworden, das Handauflegen auf der Grundlage der Kontemplation zu praktizieren. Die kontemplative Übung macht es uns möglich, Jesus' Worte vom »Reich Gottes in uns« zu erfahren. Wenn wir aus dieser Haltung heraus die Hände auflegen, kommt unser Wirken aus einer Erfahrung, die jenseits des Verstandes liegt. Je stärker wir von dieser Erfahrung durchdrungen sind, desto mehr wird es uns gelingen, beim Handauflegen die spirituelle Ebene des anderen zu berühren. Es hängt entscheidend von der eigenen spirituellen Erfahrung ab, von welcher Ebene aus wir wirken. Wenn wir wirklich erfahren haben, dass das Reich Gottes in uns ist, entsteht aus der Fülle dieser Erfahrung der Wunsch in uns, dieses auch anderen Menschen zugänglich zu machen. Der Weg des Handauflegens ist ein spiritueller Weg. Er kommt nicht nur dem Menschen unter unseren Händen zugute, sondern hat immer auch eine Wirkung auf uns selbst.

Die Erfahrung, dass das Reich Gottes in uns ist, beinhaltet die Erfahrung von Einheit. Wir erkennen, dass es nichts gibt, was nicht Gott ist. Dies führt dazu, dass wir anderen Menschen mit Achtung und Respekt begegnen werden. Ich betrachte die Kontemplation als ideale Grundlage für das Handauflegen, da wir uns dabei unserer eigenen Gedanken und Emotionen bewusst werden. Indem wir uns unserer Menschlichkeit bewusst werden, bewahrt uns dies davor, uns für etwas Besonderes zu halten, weil wir heilend tätig sind. Für mich und viele Menschen ist das Handauflegen zu einem eigenen spirituellen Weg geworden. Die Einstellung, die wir hierbei üben – im Gebet zu sein, uns der Heilkraft zur Verfügung zu stellen, Vertrauen, Dankbarkeit und Liebe zu entwickeln – durchdringt unser eigenes Leben. Viele Menschen, die diesen Weg gehen, berichten von den positiven Auswirkungen, die er für ihr Leben hat, selbst wenn sie nur bei sich selbst oder ihrem engsten Familienkreis die Hände auflegen. Sie haben mehr Vertrauen in das Leben, spüren Dankbarkeit für die einfachsten Dinge und erfahren zunehmend Gott in allen Erscheinungen des Lebens. In meinen Kursen vermittle ich verschiedene Techniken des Handauflegens. Die Hauptaufgabe für jeden, der Handauflegen übt, besteht meiner Meinung nach jedoch darin, sich zu öffnen, die Kraft fließen zu lassen und dafür zu danken. Dies klingt vielleicht einfach, ist jedoch nicht in einem Wochenendkurs zu erreichen. Für manche Menschen ist dies der Beginn eines Weges, der in die innere Freiheit führt.

Voraussetzungen für das Handauflegen

Vor kurzem erhielt ich den Anruf einer mir unbekannten 22-jährigen Frau, die überlegte, welchen Beruf sie ergreifen sollte. Sie fragte mich, wie lange eine Ausbildung als Heilerin dauern würde, was diese kosten und was man später damit verdienen könne. In der »normalen« Welt sind das für alle, die sich für einen Beruf entscheiden müssen, vollkommen vernünftige und berechtigte Fragen. Ich erklärte ihr, dass das Handauflegen ein Weg sei und nicht ein Beruf, den man einfach so erlernen könne. Ich bot ihr an, zu einem Einführungskurs zu kommen und darauf zu vertrauen, dass alles in der richtigen Geschwindigkeit geschehen werde, wenn sich das Handauflegen als ihre Bestimmung herausstellen sollte. Ich schlug ihr vor, die Heilpraktikerprüfung zu machen und zu schauen, wie sie ihren Lebensunterhalt zunächst auf andere Art und Weise verdienen könne. Ob es ihr bestimmt sei, das Heilen zu einem Hauptteil ihres Lebens zu machen, werde sich mit der Zeit herausstellen. Wenn es ihre Bestimmung sei, werde das Heilen sie einholen.

Ich habe seither öfter über ihre Fragen nachgedacht. Wie lange dauert die Ausbildung? Nach 30 Jahren kann ich sagen, dass ich immer noch lerne – etwas entfaltet sich unablässig. Jeder Mensch, der zu mir kommt, um Heilung zu suchen, jedes Familienmitglied, alle, die mir begegnen, sind zugleich auch meine Lehrer und Lehrerinnen. Ich kann mir nicht vorstellen, dass ich irgendwann an dem

Punkt angelangen werde, an dem ich sage: »Jetzt kann ich es – jetzt bin ich eine Heilerin!«

Was kostet die Ausbildung? Mich hat sie ziemlich viel gekostet. Sie hat mich all das gekostet, was in meinem Leben nicht wahrhaftig war: viele Vorstellungen und Konzepte, von denen ich mir nie hätte träumen lassen, sie aufgeben zu können, finanzielle Sicherheit und Beziehungen, die nicht mehr mit dem übereinstimmten, was in mir war.

Was ist der Lohn des Handauflegens? Das Privileg, Menschen in den Situationen ihres Lebens beistehen zu dürfen, in denen alles Unwichtige wegbricht, weil es um das Wesentliche geht. Das Handauflegen ermöglicht eine ungeahnte Nähe zu Menschen, die einem vorher völlig fremd waren. Meist suchen Menschen mich auf, nachdem sie schon alles andere ausprobiert haben. Sie kommen mit der Offenheit, sich auf etwas Unbekanntes einzulassen. Nach dem Handauflegen ist eine große Nähe und Vertrautheit zwischen uns. Wir sind beide berührt von etwas, das sich beim Handauflegen offenbart hat und das uns beiden guttat.

Bei dem Telefongespräch mit der jungen Frau ist mir klargeworden, wie verschieden der Weg für jeden ist, der im Bereich des Handauflegens arbeitet. Dieser Weg ist ein ganz individueller Weg. Er kann nicht in der Art und Weise vermittelt werden wie beispielsweise eine Ausbildung im kaufmännischen Bereich. Es können zwar bestimmte Inhalte weitergegeben werden, die für den jeweiligen Lehrenden wichtig sind. Aber diese Inhalte sind nur kleine Hinweise auf das Große, das allein vom Lernenden selbst erfahren werden kann. Dabei geht es um die Entfaltung des Potenzials, das in uns angelegt ist.

Betrachten wir das Handauflegen als eine Kunst, wird es

uns vielleicht klarer, wie wir an die Sache herangehen können. Wenn wir ein Bild malen, musizieren oder tanzen, entsteht häufig etwas Eigenständiges jenseits unserer bewussten Ebene. Erst dann ist es wirklich Kunst. So ist es auch mit dem Handauflegen. Wir öffnen uns für eine Ebene in uns, die wir nicht gezielt aufrufen können. Einzig durch das Geschehen-Lassen ist es möglich, an diese Kostbarkeit heranzukommen. Die erste und einfache Voraussetzung für das Ausführen einer Kunst ist der Wunsch, es zu tun. Manchmal kommen Menschen in meine Kurse, die sofort zu wissen scheinen, dass das Heilen genau das ist, wonach sie gesucht haben. Doch erst der weitere Verlauf zeigt dann, ob es sich um eine momentane Begeisterung handelt oder eine bleibende Gewissheit, die es ihnen möglich macht, trotz auftretender Höhen und Tiefen beständig weiterzuüben.

Manche Menschen sagen zu mir: »Ich möchte das machen, was du machst, denn es ist einfach wunderbar, etwas zu haben, das anderen Menschen hilft.« Es ist wirklich etwas Wunderbares – ich wüsste nicht, was ich lieber täte. Wenn das eigene Schicksal dies vorsieht, dann hat man auch kaum eine andere Wahl. Irgendetwas im Inneren treibt uns dazu an und macht weiter, egal, mit welchen Schwierigkeiten wir konfrontiert werden. Wenn wir existenzielle Entscheidungen treffen müssen, entscheiden wir uns dafür, weil wir gar nicht anders können. Selbst wenn sich alles in uns angesichts des Leides anderer Menschen aufbäumt, hören wir trotzdem nicht damit auf, weil wir einfach nicht aufhören können. Die Voraussetzungen für das Handauflegen sind Offenheit und ein unbedingtes Ja. Wenn es die Bestimmung eines Menschen ist, dann zeigt sich der Weg von ganz allein.

Die sieben Prinzipien der Einstellung

Das Allerwichtigste beim Handauflegen ist für mich die Einstellung. Als ich vor fast 30 Jahren begann, die Hände aufzulegen, hatte ich noch nie etwas von Körperenergien gehört. Ich wusste auch nicht, dass es Energieblockaden gibt, die man lösen kann. Ich wusste nichts über Techniken – ich war einfach nur verzweifelt, weil unsere zweijährige Tochter schwer an Neurodermitis erkrankt war. Ich hatte ein Buch über Heilung und Glauben gelesen und war bereit, das Vaterunser zu sprechen und unserer Tochter regelmäßig die Hände aufzulegen. Es hat ihr geholfen.

Als ich später viele Heiler und Heilerinnen aufsuchte, um zu verstehen, was ich tat, und um von ihnen zu lernen, hörte ich von Techniken, Energien, Meridianen, Magnetismus, Polaritäten usw. Mittlerweile sind diese Dinge für mich zu einer Realität geworden. Und doch bin ich sehr dankbar dafür, dass ich anfangs nichts von ihnen wusste, weil ich sonst den Schluss gezogen hätte, dass einzig die Techniken die Heilung unserer Tochter bewirkt hätten. So aber habe ich die Erfahrung gemacht, dass die Einstellung das Wichtigste beim Handauflegen ist. Wenn wir uns öffnen und im Gebet sind, wird die heilende Kraft fließen.

*Es ist ein Augenblick – das Bereitsein
und das Eingießen.*
(Meister Eckehart)

Erstes Prinzip: Das Gebet

Das Wichtigste beim Handauflegen ist für mich das Gebet. Gebet verstehe ich als eine innere Haltung, die nicht auf die Zeiten beschränkt ist, in denen ein Gebet in Worte gefasst wird. Die Haltung beim Gebet besteht darin, sich des Göttlichen als Sichtbarem und Unsichtbarem bewusst zu sein. Oft vergessen wir dies und verbringen dadurch viel Zeit in Unbewusstheit. Das Handauflegen hilft uns aus dieser Unbewusstheit heraus, weil das Gebet – die bewusste Einstimmung auf das Göttliche – dazugehört. Beim Handauflegen üben wir dies, bis es zur Selbstverständlichkeit wird. Es wird zu einer natürlichen Reaktion – selbst dann, wenn wir auf extreme Herausforderungen reagieren müssen.

Viele Menschen, die das Handauflegen praktizieren, fühlen sich dabei glücklich und erleben Frieden und innere Freude. Ein wesentlicher Faktor hierfür ist, dass wir uns auf etwas einstimmen, das größer ist als unser Verstand. Die Öffnung für die spirituelle Dimension bringt eine Weite mit sich, die Raum schafft. Dieser Raum bewirkt, dass die Sorgen, Ängste und Kümmernisse des Alltags nicht mehr so viel Macht über uns haben. Sie sind da, aber wir identifizieren uns nicht mehr mit ihnen. In diesem

Raum nehmen wir unsere Sorgen, Ängste und Gedanken nur wahr, ohne sie zu bewerten.

Das Praktizieren des Handauflegens ist für mich Gebet. Wir öffnen uns dabei für das, was wir die göttliche Heilkraft nennen, und es entsteht eine grenzenlose, absichtslose Kommunikation zwischen uns und dem Menschen, dem wir die Hände auflegen. Wenn ich in Kursen Menschen beim Handauflegen beobachte und sehe, wie vollkommen offen sie für das Göttliche sind, bin ich oft tief berührt. Sie öffnen sich zum einen für das Göttliche als unsichtbare Kraft und zum anderen zugleich für das Göttliche, das sichtbar ist in der Gestalt des Menschen vor ihnen, dem sie die Hände auflegen. Das ist für mich Gebet.

Möge die göttliche heilende Kraft durch uns fließen –
uns reinigen, stärken und heilen,
uns erfüllen mit Liebe, heilender Wärme und Licht,
uns schützen und führen auf unserem Weg.
Wir danken dafür, dass dies geschieht.

Dieses Heilgebet, das ich vor etwa 20 Jahren in einer etwas anderen Form von einem Heiler hörte, verwenden wir beim Handauflegen. Mittlerweile ist es für Tausende von Menschen, die in Kurse über Handauflegen kamen, zu einem Anker geworden. Das Gebet hat große Kraft, und je mehr Menschen ein Gebet verwenden, desto mehr gewinnt es an Kraft.

Es gibt viele Menschen, die in weiterführende Kurse kommen, obwohl sie anderen Menschen gar nicht so oft die Hände auflegen. Vielleicht praktizieren sie das Handauflegen ausschließlich in den monatlichen Übungskreisen, die mittlerweile in vielen Städten entstanden sind. Dennoch berichten sie oft, wie wichtig dieses Gebet für sie geworden ist und dass sie es morgens als Erstes und abends als Letztes sprechen. Mitunter sagen sie, dass sie es wie ein Mantra verwenden, wenn sie sich in einer schwierigen Situation befinden oder an jemanden denken, dem es schlechtgeht. Für mich ist dieses Gebet eine Einstimmung auf das, was immer da ist: die göttliche Kraft. In dem Moment, da ich mich für sie öffne, ist sie da.

Wenn ein Mensch erstmals zum Handauflegen kommt, ist das gesprochene Gebet auch eine Möglichkeit, deutlich zu machen, worum es sich beim Handauflegen handelt. Ich erkläre, dass ich ein Gebet sprechen und dabei um Liebe, Licht und Heilung bitten werde. Menschen kommen zu mir, weil sie ein gesundheitliches Problem haben oder unter bestimmten Symptomen leiden, die sie loshaben möchten. Dies können wir alle nachvollziehen – wenn wir Zahnschmerzen haben, wollen wir diese schließlich auch loswerden. Es kann für einen Menschen innerlich einen großen Sprung bedeuten, sich nicht allein auf das Verschwinden von Symptomen zu konzentrieren, sondern sich für eine Heilung zu öffnen, die größer oder ganz anders verlaufen kann, als er zunächst dachte. Der Buddha lehrte, dass es drei Ursachen von Leid gibt: Anhaften, Abneigung und Verblendung. Unter Anhaften würden wir heute »Haben-Wollen« und unter Abneigung »Loshaben-Wollen« verstehen. Wenn sich daher jemand während des Handauflegens für einen Raum öffnet, in dem nicht nur das Loshaben-Wollen von Symptomen existiert, verringert sich sein Leid bereits.

Es ist natürlich etwas Wunderbares, wenn körperliche Symptome durch das Handauflegen verschwinden. Heilung kann aber ebenso auf der emotionalen oder mentalen Ebene geschehen. Alles ist möglich. Heilung kann auch bedeuten, dass einem Menschen das Sterben leichterfällt, wenn ihm behutsam und achtsam die Hände aufgelegt werden. Das Gebet ist wie eine Brücke und gibt uns die Möglichkeit, uns auf das einzustimmen, was wir als die göttliche Heilkraft bezeichnen. Ohne Gebet würde ich nie die Hände auflegen, denn ohne diese Einstimmung ist das Potenzial des Handauflegens nicht ausgeschöpft. Es kann durchaus sein, dass die Berührung auch ohne Gebet guttut und Energieblockaden gelöst werden. Die spirituelle Ebene des Menschen, der zu uns kommt, kann jedoch nur dann berührt werden, wenn wir uns selbst auf der spirituellen Ebene befinden. Es hängt von unserem Bewusstsein ab, wie das Bewusstsein des anderen Menschen berührt wird. Für mich gilt hier der wichtige Satz: »Ich tue mein Bestes.« Mehr ist einfach nicht möglich. Unser Bewusstsein ist so, wie es gerade ist – nicht mehr und nicht weniger. Wir können uns nach bestem Vermögen öffnen, aber wir können nichts »machen«. Wie die Heilung geschieht, und was dabei passiert, ist Gnade und liegt jenseits von Können oder Nichtkönnen.

In den Kursen wird häufig die Frage gestellt, ob das Gebet immer laut gesprochen werden muss oder ob es auch leise geht. Wenn Menschen zu mir kommen, spreche ich es stets laut. Ich finde, der Respekt vor dem Menschen, der zu mir kommt, erfordert es, dass er weiß, was ich mache. Außerdem erhält dadurch jeder, der mit dem Gebet etwas anfangen kann, die Möglichkeit, es zu Hause selbst zu verwenden. Seit Erscheinen meines Buches *Leg mir die Hand auf* suchen mich viele Eltern von kranken Kindern auf. Es ist mir sehr wichtig, den Eltern zu zeigen, wie sie selbst bei ihren Kindern die Hände auflegen können. Oft beginnt die Heilung in dem Elternteil, der die Hände auflegt. Er erfährt dadurch mehr Ruhe, Gelassenheit und Vertrauen. Vor allem von Müttern habe ich oft gehört, dass das Gebet in Form des Handauflegens die ganze Atmosphäre des Familienalltags verändert hat.

Auf meinem eigenen Weg ist es für mich sehr wichtig geworden, das zu ehren, was wirklich die Heilung bewirkt: das unnennbare, das namenlose ES. Wir selbst können letztlich nichts anderes tun, als uns diesem zur Verfügung zu stellen.
Mir ist es am Anfang sehr schwergefallen, ein Gebet laut zu sprechen. Irgendwie habe ich mich geschämt und mich davor gescheut. Es hat mir vor allem bei Menschen, die mich kannten, viel Mut abverlangt. Hier wäre es wichtig, sich zu fragen: Will ich es nicht laut sprechen, weil mir der Mut dazu fehlt oder weil es in manchen Situationen für den zu Behandelnden ein Problem wäre, z.B. in einem Mehrbettzimmer im Krankenhaus? Wenn Menschen das erste Mal zu mir kommen, sage ich ihnen, dass ich ein Gebet sprechen werde. Es gehört einfach zu dem dazu, was ich anbiete. Da ich selbst davon überzeugt bin und es für mich mittlerweile eine Selbstverständlichkeit ist, haben meiner Erfahrung zufolge andere ebenfalls kein Problem damit. Auch wenn mein eigenes Gebet mehr und mehr zum stillen und gegenstandslosen Gebet der Kontempla-

tion wurde, hat für mich das Heilgebet, wie wir es in den Kursen beim Handauflegen üben, in der Begegnung mit Menschen nach wie vor große Bedeutung.

Ein weiteres Gebet, das für mich sehr wichtig geworden ist, ist das folgende:

> *Durch die Kraft und die Wahrheit meiner Übung*
> *mögen alle Wesen Glück erfahren und die Ursachen von Glück.*
> *Mögen alle frei sein von Leid und den Ursachen von Leid.*
> *Mögen alle niemals getrennt sein vom höchsten Glück, das frei ist von Leid.*
> *Mögen alle in Gleichmut leben, ohne allzu viel Anhaftung und allzu viel Abneigung.*
> *Und mögen sie leben im Wissen um die Gleichheit von allem, was lebt.*

Dieses Gebet lernte ich durch das *Tibetische Buch vom Leben und Sterben* von Sogyal Rinpoche kennen. Es ist für mich sehr wichtig geworden. Insbesondere die erste Zeile hat mir geholfen zu erkennen, dass alles, was mir geschieht und was auf mich zukommt, als Übung gesehen werden kann. Wenn uns dies gelingt, dann liegen schwierige Situationen und Situationen, die wir leicht meistern können, nicht mehr ganz so weit auseinander. Vor etwa 15 Jahren war ich an Pfeiffer-Drüsenfieber erkrankt. Jede Nacht war mir, als müsste ich durch ein Feuer gehen. Das Einzige, was mir wirklich half, waren die Worte dieses Gebetes. Oft schaffte ich nur die ersten Zeilen, ehe das Feuer mich scheinbar verschlang, aber sie halfen mir. Sie gaben mir Halt, sie gaben mir das Gefühl, auch in meiner Schwäche und in meinem Schmerz nicht allein zu sein. Wenn wir unser Leid mit dem Wunsch verbinden, dass es dazu beitragen möge, andere Menschen von ihrem Leid zu befreien, sind wir nicht mehr einsam. Dies hat einen doppelten Effekt: Es setzt positive Energien für andere frei und lindert zugleich unser eigenes Leid. Das ist eine wunderbare Wirkung, die wir erfahren können, wenn wir uns in diese Übung begeben. Ich habe dieses Gebet manchmal Menschen gegeben, die unter einer schweren Krankheit litten und das Gefühl hatten, dass sich ihr Leben völlig entgegen ihren Vorstellungen entwickelt hatte und es nichts mehr wert sei. Sie berichteten mir, dass sie sich durch dieses Gebet weniger allein fühlten. Sie konnten die Situation, zumindest zeitweise, transzendieren und sich für andere öffnen – und das selbst in Zeiten, in denen es aussah, als hätten sie überhaupt keine Möglichkeit, anderen zu helfen. Menschen, die schwach oder krank sind, fühlen sich oft hilflos und haben das Gefühl, dass andere alles für sie tun müssen. Tatsächlich aber leisten kranke Menschen einen ganz wichtigen Beitrag für die Menschen in ihrer Umgebung. Ich habe oft erlebt, dass Menschen, die einen kranken Angehörigen begleiteten, einen enormen Reifeprozess durchliefen. So schwer es auch sein kann, einen geliebten Menschen durch das Leid zu begleiten, so schwer kann es auf der anderen Seite aber auch sein, auf die Hilfe eines geliebten Menschen angewiesen zu sein. Mit diesem Gebet erhalten die vermeintlich Hilflosen die Möglichkeit, etwas für die anderen und für sich selbst zu tun.

Wenn wir unsicher sind oder Angst haben, wird uns das

Gebet augenblicklich mit allen anderen Wesen verbinden. In den Kursen sprechen wir dieses Gebet stets zu Beginn des Übens. So bekommt der Tag für unsere eigene Heilung und die Heilung derer, denen wir die Hände auflegen, eine bestimmte Ausrichtung. Wir können das Gebet auch verwenden, wenn wir regelmäßig meditieren, indem wir es zu Beginn der Meditation mit der Atmung verbunden innerlich sprechen. Das Gebet wird uns bei der Konzentration helfen, denn danach wird es uns leichterfallen, uns auf den Gegenstand unserer Meditation – etwa den Atem – zu konzentrieren.

Ausatmend: Durch die Kraft und die Wahrheit meiner Übung
(Einatmen)
Ausatmend: mögen alle Wesen Glück erfahren
(Einatmen)
Ausatmend: und die Ursachen vom Glück.
(Einatmen)
Ausatmend: Mögen alle frei sein von Leid
(Einatmen)
Ausatmend: und den Ursachen von Leid.
(Einatmen)
Ausatmend: Mögen alle niemals getrennt sein
(Einatmen)
Ausatmend: vom höchsten Glück,
(Einatmen)
Ausatmend: das frei ist von Leid.
(Einatmen)
Ausatmend: Mögen alle in Gleichmut leben,
(Einatmen)

Ausatmend: ohne allzu viel Anhaftung
(Einatmen)
Ausatmend: und ohne allzu viel Abneigung.
(Einatmen)
Ausatmend: Und mögen sie leben im Wissen
(Einatmen)
Ausatmend: um die Gleichheit von allem, was lebt.

Vor etwa zwölf Jahren führte mich mein Weg zur Kontemplation. Ich hatte zwar schon lange vorher meditiert, aber durch meine Begegnung mit Pater Willigis Jäger begann ich mich ernsthaft mit der Kontemplation, wie der christliche Weg nach innen heißt, zu beschäftigen. Im Laufe der Zeit erkannte ich, dass Kontemplation und Handauflegen für mich das Gleiche sind. Bei beidem geht es um »Nicht-Tun« und »Sich-Öffnen«. Es kommen häufig Menschen in meine Kurse, die durch jahrelange Übung von Zen, Meditation oder Kontemplation bemerken, dass sie kribbelnde, heiße Hände bekommen. Möglicherweise ist es eine »Nebenwirkung« der Meditation, dass sie Heilkraft freisetzt. Mir brachte die Kontemplation ein tieferes Verständnis vom Handauflegen und von dem, was geschieht, wenn wir uns in den Raum des »Nichts-Tuns« begeben. Vor allem bekam ich immer mehr Vertrauen in eine Wirklichkeit, die sich offenbart, wenn wir uns und unsere Vorstellungen als das erkennen, was sie sind – Konzepte, die kommen, gehen, sich verändern und keine wirkliche Substanz haben. Kontemplation findet in der Stille statt. Das Handauflegen in den meisten Fällen auch, obwohl ich mit der Zeit erkannte, dass es möglich ist, die Stille in mir zu halten, selbst wenn ein Kind zum Hand-

auflegen da ist und sich mit mir über Fußball oder sein Meerschweinchen unterhält.
Der Raum der Stille in uns ermöglicht es, beim Handauflegen die göttliche Heilkraft, die in jeder Zelle von uns ist, freizusetzen – und dies wiederum hat eine enorme Wirkung auf das Energiefeld der Person, die behandelt wird. Wir öffnen uns und laden das ein, was unsichtbar ist und letztlich ein Geheimnis bleibt.

Eine Übung für das Gebet

Meditieren Sie über die folgenden Worten aus Psalm 46. Sie enthalten den Weg des kontemplativen Gebetes und werden Sie in die Stille führen. Setzen Sie sich an einen ruhigen Ort und lassen Sie die folgenden Worte aus dem Psalm tief in Ihnen wirken.

Sei still und wisse, ICH BIN GOTT

Wenn Sie spüren, dass Sie mit den Worten verbunden sind, dann gehen Sie zu der nächsten Zeile und nehmen diese in Ihre Meditation hinein. Verfahren Sie so mit den übrigen Zeilen, bis Sie schließlich ganz in der Stille ankommen.

Sei still und wisse, ICH BIN
Sei still und wisse
Sei still
Sei

Suche nichts als ein reines einfaches Entsinken
in das reine, einfache, unbekannte, namenlose,
verborgene Gut, das Gott ist,
und in alles, was sich in ihm enthüllen mag.
Alles soll sich an sein Nichts halten:
Nichts wissen, nichts erkennen, nichts wollen,
nichts suchen, nichts haben wollen.
Suche weder Empfindung noch Erleuchtung!
Entsinke in dein Nicht-Wissen
und Nicht-wissen-Wollen!
(Johannes Tauler)

Zweites Prinzip: Kanal sein

Beim Handauflegen kann das Bild, ein Kanal oder Instrument für die göttliche Heilkraft zu sein, sehr hilfreich sein. Es handelt sich dabei natürlich nur um ein Bild, aber dieses macht es uns leichter, weniger von der Ego-Ebene aus zu handeln. Wir versuchen, uns nach bestem Vermögen für diese andere Realität zu öffnen, die in den Zeilen von Johannes Tauler als »das reine, einfache, unbekannte, namenlose, verborgene Gut, das Gott ist« beschrieben wird. Bei diesem Öffnen wird eine Kraft freigesetzt, die wir im Gebet »die göttliche Heilkraft« nennen. Je mehr wir uns für diese Kraft öffnen können, desto weniger wird uns das Handauflegen anstrengen. Die göttliche Heilkraft fließt durch uns hindurch, so dass auch wir, die wir die Hände auflegen, daran teilhaben. Ein alter Heiler beschrieb diesen

Vorgang einmal sehr treffend. Er sagte, dass wir einem Glaskrug voller Milch ähneln würden, und wenn diese Milch durch uns hindurchgeflossen sei, bliebe ein Rest Rahm in uns. Es geht beim Handauflegen niemals darum, dass sich einer aufopfert, während der andere empfängt – vielmehr empfangen beide Beteiligten.

Als ich mich auf dem kontemplativen Weg mit den Texten mittelalterlicher Mystiker wie Meister Eckehart, Johannes Tauler oder Angelus Silesius beschäftigte, stellte ich fest, dass deren Anweisungen für eine Gotteserfahrung ebenso für das Handauflegen gelten. Das Üben des Öffnens, Geschehenlassens, Leerseins ist das, was notwendig ist, wenn wir uns für die göttliche Heilkraft zur Verfügung stellen. Für die Übung des Kanalseins sind diese Texte besonders hilfreich. In der Kontemplation bemühen wir uns, möglichst leer zu werden – wir beobachten unsere Gedanken und Vorstellungen und halten sie nicht fest. Wir bringen unsere Aufmerksamkeit immer wieder zu einem Fokus zurück. Fokus kann der Atem sein oder ein Wort, mit dem wir meditieren. Wenn wir dies eine Zeit lang geübt haben, werden wir vielleicht feststellen, dass wir in einen Zustand der Offenheit und Weite gelangen. Auch beim Handauflegen geht es darum, sich so leer wie möglich zu machen, damit die göttliche Heilkraft freigesetzt werden kann.
»Suche weder Empfindung noch Erleuchtung« – diese Worte des Mystikers Johannes Tauler aus dem 12. Jahrhundert gelten ebenso für uns. Übertragen auf das Handauflegen erinnern sie uns daran, nicht nach Heilung zu suchen. Während des Handauflegens versuchen wir, mög-

lichst leer zu sein und uns selbst vom Wunsch zu befreien, dass Heilung geschehen möge.

Dies ist gar nicht so leicht. Natürlich ist der Wunsch da, dass durch das Handauflegen Heilung oder Linderung geschehen möge – sonst würden wir die Hände nicht auflegen. Wenn ich ein leidendes Kind vor mir habe, möchte ich, dass das Handauflegen dazu beiträgt, dass es nicht mehr leiden muss. Wenn wir uns selbst als Kanal verstehen, dann üben wir uns darin, uns während des Handauflegens von allen Wünschen leer zu machen und uns einzig für die göttliche Heilkraft zu öffnen. Auch wenn wir vorher den Wunsch verspürten, dass das Handauflegen helfen möge, lassen wir dadurch unsere Vorstellungen, was wann und wie passieren soll, fallen. Wir sehen sie als das, was sie sind – Konzepte, die unserer begrenzten Sichtweise entsprungen sind. Wir kennen weder die vollständigen Ursachen der Krankheit, noch wissen wir, was für diesen Menschen gut sein wird. Die Heilkraft ist viel intelligenter als wir, und Heilung wird geschehen, wie und wann immer sie möglich ist. Wenn wir die Kraft fließen lassen und nichts mehr machen und wissen wollen, können wir ein Gefühl großer Erleichterung erfahren. Wir erkennen, dass es eine andere Ebene gibt, die frei von Haben-Wollen oder Loshaben-Wollen existiert. Auf dieser Ebene herrscht Frieden. Sie zu finden ist beim Handauflegen sehr wichtig. Wenn wir hingegen von der manipulierenden Ebene aus wirken wollen – Energieblockaden lösen, die Atmung verändern, Muskeln entspannen, Blutwerte verbessern wollen –, kommt das Eigentliche nicht wirklich zum Tragen. Natürlich können all diese Entwicklungen geschehen, aber wir führen sie nicht willentlich herbei. Vielmehr öffnen wir uns möglichst weit für die Heilung, die dadurch eintreten und wirken kann. Dabei setzen wir keine Grenzen, indem wir um etwas Bestimmtes bitten. Dies ist es, was das Handauflegen für mich »anders« macht. Wir öffnen uns für etwas, das wir nicht sehen können und von dem wir nicht wissen, wie es wirken wird. Manchmal berichten mir Menschen bei ihrem zweiten Besuch, dass bei ihnen etwas geheilt wurde, von dem ich gar nichts gewusst hatte. Daher ist es mir so wichtig, mich in einen Raum des Nichtwissens zu begeben und mich einfach zu öffnen. In unserem Nicht-Tun, Nicht-Wissen und Nicht-wissen-Wollen erscheint auf wunderbare Weise eine Kraft, die viel intelligenter, viel liebevoller und viel freundlicher ist, als wir selbst es je willentlich sein könnten. Vor einiger Zeit erlebte ich, wie eine Frau, die selbst jahrelang als Ärztin tätig gewesen war, von der Liege aufstand und tief bewegt sagte: »Das ist wirklich Heilung.« Wenn wir uns also öffnen und es einfach zulassen, geschieht etwas in ganz tiefen Schichten. Durch das Öffnen für diese Kraft erreichen wir nicht nur bei dem zu behandelnden Menschen am meisten, sondern wir selbst kommen dadurch in einen tiefen meditativen Zustand – einen Zustand voller Frieden und Wohlwollen –, der zu unserer eigenen Heilung beiträgt. Wir erhalten die Möglichkeit, die Zustände von Haben-Wollen und Loshaben-Wollen zu überwinden, die dem Buddha zufolge zwei Hauptursachen von Leid sind. Für die Augenblicke des Handauflegens sind wir einfach offen und da, so wie wir sind. Dies ist einer der Gründe, weshalb es uns beim Handauflegen so gutgeht. Wir sind frei von den Gedanken, Vorstellungen und Konzepten, die uns im täglichen Leben viel Leid bereiten. Das Handauflegen wird daher unseren Alltag verändern. Es wird uns immer deutlicher bewusst werden, dass ungeachtet unserer Illusion von Kontrolle und Handeln etwas Unsichtbares am Wirken ist. Und je mehr wir die Kontrolle aufgeben, desto stärker wird das andere, das Unbenennbare, in Erscheinung treten. Wir beginnen zu erkennen, dass nicht wir atmen, sondern dass wir gleichsam geatmet werden, dass nicht wir entscheiden, sondern dass ES entscheidet. ES geht, ES bewegt sich, ES sitzt, ES heilt …

Menschen, die mit dem Handauflegen beginnen, verspüren oft den brennenden Wunsch, möglichst vielen Menschen zu helfen. Da es eine Grundvoraussetzung für das Handauflegen ist, dass jemand selbst darum bittet, geht es manchen angehenden Heilern nicht schnell genug, ein volles Wartezimmer zu bekommen. Ich bin jedoch voller Vertrauen, dass das Tempo, in dem dies geschieht, absolut stimmig ist. Kommt niemand zum Handauflegen, kann ich mir selbst die Hände auflegen und die Einstellungen üben, wo immer ich bin. Selbst wenn ich jemandem eine Tasse Tee reiche, kann ich Kanal sein und mich in Liebe und Dankbarkeit üben. Es geht darum, im jetzigen Augenblick zu üben und nicht auf irgendeinen Zeitpunkt in der Zukunft zu warten, der vielleicht nie so eintreten wird, wie wir ihn uns vorstellen. Sollte das Handauflegen unser Weg sein, wird der Weg uns abholen. Und mitunter wird der Weg ganz anders aussehen, als wir ihn uns vorstellten. Für mich sind Bäume in dieser Hinsicht große Lehrmeister. Ein Baum steht einfach da, er ist einfach ein Baum – unabhängig davon, ob sich jemand unter ihn setzt oder nicht. Vielleicht kommt jemand vorbei, lehnt sich an ihn, ruht sich aus und geht wieder weiter. Der Baum steht tief verwurzelt in seinem Baumsein da und denkt nicht: »Hoffentlich hat es dem Menschen gutgetan! Hoffentlich kommt bald der Nächste! Habe ich genügend Schatten gespendet? Was, wenn er nicht wiederkommen will? Bin ich überhaupt groß genug, um Schatten zu spenden?« Je tiefer wir im Göttlichen verwurzelt sind, desto weniger werden wir von Erfolg oder Misserfolg (was immer wir darunter auch verstehen mögen), von Lob und Tadel, von Gewinn und Verlust abhängig sein. Unsere Hauptbeschäftigung ist das Öffnen – uns zu öffnen für Gott im Unsichtbaren und in all den sichtbaren Formen. Mal geschieht dies beim Handauflegen, mal in der Kontemplation, mal auf der Autobahn. Ayya Khema, buddhistische Nonne und Gründerin des Buddhahauses im Allgäu, sagte einmal, wir könnten genau erkennen, wie weit wir auf unserem spirituellen Weg sind, wenn es kurz vor Beginn der Theatervorstellung um den letzten Parkplatz geht!

Das Üben des Handauflegens zeigt uns, wie das Leben sein kann, wenn wir aus Vorstellungen, Konzepten und Gedanken heraustreten. Die Menschen, die zum Handauflegen kommen, helfen uns dabei. Und vielleicht beginnt in uns die Frage aufzukeimen: »Wer heilt hier eigentlich wen?« Denn jede Gelegenheit, uns für die göttliche Heilkraft zu öffnen, trägt zu unserem eigenen Heilsein bei.

Eine Übung dafür, Kanal zu sein

Nehmen Sie den Atem wahr, wie er kommt und geht. Versuchen Sie nicht, ihn zu verändern, sondern nehmen Sie nur das Ausatmen und das Einatmen wahr. Bleiben Sie einige Augenblicke dabei. Nehmen Sie nun den kleinen Zwischenraum wahr, der nach dem Ausatmen entsteht, ehe das Einatmen von ganz allein einsetzt. Dann nehmen Sie den kleinen Zwischenraum wahr, den es auf dem Höhepunkt des Einatmens gibt, ehe sich das Ausatmen einstellt. Was ist zwischen den Atemzügen? Was ist hinter dem Atem? Nehmen Sie immer mehr die Stille dazwischen und dahinter wahr.

Sie werden immer wieder merken, dass Gedanken kommen und gehen wie Wolken an einem klaren Himmel. Was ist da, bis der nächste Gedanke kommt? Bleiben Sie immer länger offen in dem weiten klaren Raum zwischen den Gedanken – hinter den Gedanken.

Nach jeder Meditation spüren Sie ganz bewusst Ihre Füße und Ihre Verbindung mit dem Boden.

Was ist das für eine Finsternis, in der ich mich setzen soll?
Sie ist nichts anderes als Ermöglichung des Empfangens,
allein Ermöglichung der Empfänglichkeit,
in der du vollendet werden sollst.
(Meister Eckehart)

Drittes Prinzip: Vertrauen

»Was ist das für eine Finsternis, in der ich mich setzen soll?« Wir alle kennen diesen Augenblick des Entsetzens: O nein, alles, nur das bitte nicht! Wenn ich heute zurückblicke, dann erkenne ich, dass es die Krankheit unserer Tochter war, die mich zum Handauflegen und damit auf einen Weg brachte, der mir bis dahin gänzlich unvorstellbar war, mir heute aber sehr wertvoll ist. Menschen, die zum Handauflegen kommen, sind oft an einem Punkt der Verzweiflung in ihrem Leben angelangt. Das macht sie bereit, sich für etwas zu öffnen, das nicht sichtbar ist, mit dem Verstand nicht begriffen werden kann und ihnen bis zu diesem Zeitpunkt vielleicht völlig fremd war. Nach dem Handauflegen beschreiben Menschen oft Phänomene, die sie bis dahin nicht gekannt haben. Mitunter bekommen sie einen ganz anderen Gesichtsausdruck. Ich habe vor vielen Jahren von den Erkenntnissen eines erfahren Heilers gelesen, und eine davon ist mir besonders im Gedächtnis geblieben. Er schrieb, dass alle Menschen, die entspannt sind, schön aussehen. Daran muss ich oft denken, wenn Menschen beim Handauflegen sind. Es ist, als ob etwas in ihnen durchscheint, das schön ist – egal, ob sie jung oder alt, dick oder dünn sind, ob es sich um Säuglinge oder Sterbende handelt. Es scheint, als würden wir durch unsere Öffnung für das Göttliche in Kontakt mit dem kommen, was in uns allen heil ist. Diese Ebene ist immer da. Das Handauflegen hat mich gelehrt, Vertrauen in diese innewohnende Güte jedes Einzelnen zu haben. Wenn wir uns auf den Weg des Handauflegens begeben, üben wir bewusst Vertrauen. Da wir aus einem Raum des Nichtwissens heraus wirken und niemandem etwas versprechen, brauchen wir selbst einzig das Vertrauen, uns zur Verfügung zu stellen.

Mein Verständnis des Begriffs Vertrauen hat sich im Laufe der Jahre verändert. Früher war vieles, was ich unter Vertrauen verstand, nichts anderes als pure Erwartung. Ich hatte darauf vertraut, dass das, was ich mir vorstellte, das Richtige war. Mit den Jahren und vor allem durch die Übung der Kontemplation ist es mir mehr und mehr gelungen, darin meine eigenen Vorstellungen und Erwartungen zu erkennen. Mit zunehmendem Vertrauen in die Welt als sichtbare Form Gottes erkannte ich zugleich, dass ich keinerlei Ahnung davon haben kann, wie etwas sein oder nicht sein sollte. Hierfür war für mich die hinduistische Sichtweise der Welt und der drei Prinzipien bzw. Aspekte des Göttlichen, die als Gottheiten beschrieben werden, hilfreich. Brahma, der Schöpfer, Vishnu, der Erhalter, und Maheshwara, der Zerstörer. Wenn wir die Welt betrachten, können wir erkennen, dass alles innerhalb dieser drei Prinzipien geschieht. Diese Sichtweise kann uns dazu verhelfen, Vertrauen in die Dinge zu erhalten, die wir verstandesmäßig nicht begreifen können – und damit auch in die Geschehnisse, die wir als das »Böse« in der Welt bezeichnen.

Bei der Betrachtung der Leidensgeschichten mancher Menschen, die mich aufsuchten, spürte ich mitunter bei mir ein Entsetzen und inneres Aufbäumen und zugleich den Wunsch, das Leid wegzunehmen und zu lindern. Doch ich habe erkannt, dass meine inneren Widerstände niemals dazu beitragen werden, um etwas besser zu machen. Ich kann nur dann eine Unterstützung für andere sein, wenn ich mich in einem Raum des Vertrauens befinde, selbst wenn ich verstandesmäßig oft überhaupt nicht begreifen kann, weshalb die Dinge so sind, wie sie sind. Weiß ich denn, ob das, was ich mir wünsche, das Beste für alle Beteiligten wäre? »The Work« von Byron Katie mit ihren vier Fragen, mittels derer die eigenen Gedanken untersucht werden, hat mir hierbei sehr geholfen. Es handelt sich um ein einfaches Werkzeug, mit unseren Gedanken umzugehen und unsere Konzepte in Frage zu stellen. Hierbei erhalten die Worte von Jesus eine aktuelle Bedeutung: »Was siehst du den Splitter im Auge deines Bruders und nimmst nicht den Balken in deinem Auge wahr?« Mit dem begrenzten Blick des Verstandes können wir nie das ganze Bild sehen. Wenn es unsere Aufgabe ist, Leid zu lindern, so werden wir dafür tun, was im Bereich unserer Möglichkeit liegt, und aus einer Einstellung des Nichtwissens heraus handeln.
In der Auseinandersetzung mit den Worten weiser Menschen habe ich begonnen, mehr Vertrauen in das zu bekommen, was wirklich ist. Durch die Kontemplation kön-

nen wir auf eine Ebene gelangen, auf der wir erkennen, dass alles, genauso wie es ist, vollkommen ist. Diese Vollkommenheit schließt auch das ein, was wir als unvollkommen bezeichnen. Sie schließt das gesamte physische und psychische Leid der Menschen ein, die zum Handauflegen kommen – die Schmerzen, Durchfälle, Tumore, Ängste, Depressionen und Zweifel. Wenn wir erkennen, dass alles in seiner Unvollkommenheit vollkommen ist, bedeutet dies jedoch nicht, anderen Menschen nicht zu helfen. Vielmehr löst genau diese Erfahrung so viel Dankbarkeit und Demut in uns aus, dass der natürliche weitere Schritt darin besteht, uns für andere zur Verfügung zu stellen.

Wenn Menschen zum Handauflegen kommen und ich sie frage, wo sie das meiste Leid in sich empfinden – und es sind wirklich zumeist Menschen, die physisch sehr viel durchgemacht haben –, antworten fast alle, dass das größte Leid in ihren Köpfen ist. Am meisten quälen sie ihre Gedanken – die Angst, wie die Zukunft aussehen wird, die Angst, Menschen loslassen zu müssen, die Angst vor einer Zukunft, die noch mehr Schmerzen bedeutet.

Beim Handauflegen geschieht Heilung oft in sehr tiefen Schichten. Die achtsame respektvolle Berührung, das Öffnen für das Göttliche durch das Gebet, die Entspannung im Augenblick – all das trägt dazu bei, dass Vertrauen in das Jetzt entsteht. Das Bewusstsein erweitert sich und dadurch können Probleme und Ängste als weniger schwerwiegend empfunden werden. In dem Moment, in dem wir uns für eine geistige Realität öffnen, erhalten wir eine andere Perspektive – es öffnet sich ein Raum, in dem wir erkennen können, dass wir nicht der Körper sind, nicht die Gedanken und auch nicht die Emotionen. Diese kommen und gehen, aber dahinter steht ein Bewusstsein, welches wahrnehmen kann, dass diese Dinge sich verändern.

Oft fragen Kursteilnehmer, ob ein Mensch, der zum Handauflegen kommt, Glauben und Vertrauen haben muss. Da auch Säuglinge, Tiere und Pflanzen auf das Handauflegen reagieren, weist dies darauf hin, dass bewusster Glaube und Vertrauen nicht unbedingt notwendig sind. Ich für meinen Teil versuche nach bestem Vermögen, überhaupt keine Erwartungen an die Menschen, die zu mir kommen, zu stellen. Es reicht, wenn der Betreffende den Telefonhörer in die Hand nimmt und um einen Termin bittet. Jemanden vollkommen anzunehmen, so wie er oder sie gerade ist, ist allein schon sehr heilsam. Wenn wir unsere Gedanken beobachten, müssen wir jedoch feststellen, dass wir sehr im Urteilen gefangen sind: »Würde er mit dem Rauchen aufhören, ginge es ihm besser«, »würde sie sich besser ernähren, wäre das gut«, »hätte er mehr Vertrauen, könnte ich ihm helfen«. Beginnen wir diese oftmals unbewussten Gedanken wahrzunehmen, erkennen wir, welche Anmaßung hinter diesen steht. Woher weiß ich, wie viel Vertrauen ein Mensch haben muss? Woher weiß ich, dass es zur Heilung führen würde, wenn ein Mensch dies oder jenes täte?
Jesus wusste als Heiler, was für jeden Menschen notwendig war. Keiner von uns, der heilend tätig ist, kann von sich jedoch behaupten, dass er diese Fähigkeit zur inneren Schau von Jesus beherrscht. Oft ist die unterschwellige Erwartung vorhanden, dass jemand Glauben besitzen

muss, um geheilt zu werden. Und zweifellos geschehen manche Heilungen aufgrund des Glaubens und Vertrauens des Heilsuchenden. Dafür gibt es immer wieder beeindruckende Beispiele. Doch jeder Mensch hat nur so viel Glauben, wie er eben hat. Für mich ist es wichtig, diesen Menschen so anzunehmen, wie er ist. In diesem Raum des Vertrauens kann eine Kraft entstehen, die vielleicht nicht zum Vorschein käme, wenn Erwartungshaltungen und der Druck, anders sein zu müssen, da wären. Heilung wird auf der Ebene geschehen, auf der sie geschehen kann.
Der Raum des Nichtwissens ist beim Handauflegen von zentraler Bedeutung. Ich bin fest davon überzeugt, dass die Kraft, die beim Handauflegen da ist, genau das bewirkt, was sie bewirken soll. Wer die Hände auflegt, braucht einzig das Vertrauen, sich selbst zur Verfügung zu stellen – frei von Gedanken und Vorstellungen. Je mehr Erfahrungen wir mit dem Handauflegen machen, desto mehr Vertrauen erhalten wir in die göttliche Heilkraft – selbst wenn wir nicht wissen, wie oder in welcher Form sie wirkt. Es geht darum, Vertrauen zu üben. Zweifel können aufkommen. Wir schauen sie an und stellen uns trotzdem zur Verfügung.

Vor vielen Jahren verbrachte ich einmal in England eine Woche bei Freunden auf dem Land. Am Samstagmittag kam eine Frau zu Besuch, die nach dem Mittagessen schlimme Zahnschmerzen bekam. Sie machte fast die ganze Nacht kein Auge zu, und am nächsten Vormittag klopfte sie an meine Tür. Man hatte ihr gesagt, dass ich ihr vielleicht helfen könnte. Sie öffnete ihren Mund, und ich sah den abgebrochenen Zahn. Sofort ging mir der Gedanke durch den Kopf: »Was kann man da schon machen?« Trotzdem sagte ich das, was ich immer sage: »Ich kann nichts versprechen, aber wir können es versuchen.« Ich sprach das Gebet, hielt meine Hände mit etwas Abstand über ihren Kiefer, und es dauerte nicht lange, da sagte sie: »Mein Gott, es funktioniert!« Sie war fast schmerzfrei und konnte mittags bereits etwas essen. Am Nachmittag legte sie sich hin, weil sie in der vergangenen Nacht so schlecht geschlafen hatte. Tatsächlich schlief sie bis Montagmorgen, und dann konnte sie zum Zahnarzt gehen.

Ich war mir wirklich nicht sicher gewesen, ob ich dieser Frau helfen könnte. Doch danach wurde mir noch einmal deutlich bewusst, dass etwas stattfinden wird, wenn ich mich für die heilende Kraft öffne. In welcher Form dies geschieht, muss ich vorher nicht wissen.

Wir können Gott nicht zwingen, etwas zu tun. ES geschieht, so wie es im Moment geschehen soll. Das, was beim Handauflegen geschieht, beinhaltet, dass die beiden beteiligten Menschen genau so sind, wie sie gerade sind. Es geschieht nicht mehr oder nicht weniger als das, was passiert, und insofern ist es richtig, so wie es ist. Im Vertrauen darauf können wir uns ganz diesem Augenblick hingeben. Wir brauchen nichts zu tun, nichts zu wollen. Indem wir uns zur Verfügung stellen, kann alles Weitere geschehen.

Manchmal wird die Frage gestellt, weshalb wir dann überhaupt die Hände auflegen. Warum lassen wir nicht alles so, wie es ist? Haben wir überhaupt das Recht einzugreifen? Die Schöpfung, so wie sie ist, beinhaltet auch die Fähigkeit des Heilens durch unsere Hände. Es gibt Höhlenmalereien, die dies bereits darstellen. Offensichtlich gehört es zu unserem Menschsein dazu. Wenn wir den Wunsch zum Handauflegen verspüren und wenn dies unser Weg sein soll, werden wir es tun. Wir werden nie etwas erreichen oder etwas bewirken, was nicht dem »göttlichen Plan« entspricht. Es würde von großer Arroganz zeugen, zu glauben, dass wir die Kontrolle über Leben, Leid und Tod hätten. Wenn im gegebenen Augenblick mit Hilfe des Gebets und unserer Hände Heilung geschehen soll, wird sie geschehen. Soll diese Heilung geschehen, dann kann sie ebenso mittels anderer Möglichkeiten, die dem betroffenen Menschen gemäß sind – sei es etwa durch Homöopathie oder Schulmedizin –, erfolgen. Das Handauflegen ist nur eine von vielen Möglichkeiten, die den Menschen zur Verfügung stehen, wenn sie Heilung für Körper, Seele und Geist suchen.

Eine Übung zur Stärkung des Vertrauens

Denken Sie an etwas in Ihrem Leben, das Sie gern anders hätten. Fragen Sie sich dann ganz ehrlich, ob die Situation wirklich so sein sollte, wie Sie sich diese vorstellen. Wäre es möglich, dass aufgrund von Zusammenhängen, die Sie nicht kennen, die Situation, so wie sie jetzt ist, genau richtig ist?

Versuchen Sie wahrzunehmen, wie es Ihnen geht, wenn Sie in einen Raum des Nichtwissens treten. Wie geht es Ihnen, wenn Sie sich dem »Ich weiß es nicht« hingeben?

Der Weg des Dankbaren gleicht einer beleuchteten Straße inmitten der Nacht.
Dankbarkeit gegenüber allem verwandelt Dornen in Rosen, Gift in Nahrung, Hass in Liebe. Sie öffnet Türen, die einer Armee standhalten würden.
(Ash-Shakur – Der Dankbare)

Viertes Prinzip: Dankbarkeit

Die Dankbarkeit spielt eine entscheidende Rolle beim Handauflegen. Die Auswirkungen von Dankbarkeit bezeugen die »Wasser-Experimente« des japanischen Professors Masaru Emoto, die deutlich machen, wie unsere innere Einstellung selbst die kristalline Struktur von Wasser verändern kann. In einem dieser Experimente wurden zwei Gläser mit dem gleichen Wasser gefüllt. Dann gingen Kinder einer Schulklasse jeden Tag an den Gläsern vorbei. Dem Wasser im ersten Glas brachten sie ihre Wertschätzung und Dankbarkeit entgegen. Das Wasser im zweiten Glas beschimpften sie. Dann wurde das Wasser in den Gläsern gefroren, und man konnte sehen, dass die Wasserkristalle im ersten Glas wunderschöne feine Formen besaßen, die Kristalle des beschimpften Wassers dagegen wie unförmige Klumpen aussahen. Wir wissen, dass der Mensch bis zu 80 Prozent aus Wasser besteht. Diese Tatsache allein macht schon deutlich, welch positive Wirkung die Dankbarkeit auf uns hat. Wenn wir während des Handauflegens in Dankbarkeit sind, beeinflusst diese Dankbarkeitsenergie das Energiefeld des anderen Menschen ebenso wie das unsrige. Wir dürfen nun jedoch nicht erwarten, dass Menschen, die unter Schmerzen oder an einer schweren Krankheit leiden, dankbar sein müssten. Wie schwer es ist, Dankbarkeit unter Schmerzen zu empfinden, mag uns sehr schnell einleuchten, wenn wir an unsere letzten Zahnschmerzen denken. Es gibt zwar tatsächlich Menschen, die selbst unter großen Schmerzen zur Dankbarkeit fähig sind, doch letztlich liegt es an uns, die wir die Hände auflegen, diese Dankbarkeit zu entwickeln: Dankbarkeit für die Heilkraft und Dankbarkeit für die Heilung, die geschieht.

Wir beziehen Dankbarkeit bereits zu Beginn des Handauflegens in das Gebet ein – »Wir danken dafür, dass dies geschieht« – und ebenso am Ende. Unabhängig davon, wo wir die Hände aufgelegt haben, schließen wir immer in Dankbarkeit ab, was bedeutet, dass wir uns innerlich für die Kraft bedanken und für die Heilung, die geschieht. Dies ist für mich ein ganz wichtiger Aspekt beim Handauflegen. Es ist keinesfalls selbstverständlich, dass die Heilkraft für uns da ist, wenn wir uns für sie öffnen – allein, dass sie da ist, ist schon ein Grund, von Dankbarkeit erfüllt zu sein.

Je länger ich das Handauflegen praktiziere, desto deutlicher wird mir, um welch wertvolles Phänomen es sich dabei handelt. Heilung geschieht auf vielen Ebenen: der physischen, mentalen, emotionalen und spirituellen. Das Handauflegen steht uns in den schwierigsten Lebenssituationen zur Verfügung. Nachdem eine Freundin innerhalb von Stunden ihren Mann durch einen Schlaganfall verloren hatte, fuhr ich jeden Abend zu ihr und legte ihr vor dem Einschlafen die Hände auf. Später sagte sie, dies sei das Einzige gewesen, was ihr wirklich geholfen habe. Worte von wohlmeinenden Freunden, die ihr Trost spenden wollten, konnte sie zu dieser Zeit überhaupt nicht ertragen. Das Wunderbare am Handauflegen ist, dass es gerade in Situationen, in denen Worte keine Hilfe mehr sind, Räume erreicht, die durch nichts anderes erreicht werden können. Wie dankbar können wir doch für diese liebende, heilende, ordnende Kraft sein, die uns allen zur Verfügung steht.

Es gibt Zeiten, in denen uns Dankbarkeit leichtfällt. Und ebenso gibt es Zeiten, in denen es uns schwerfällt, dankbar zu sein. Dankbarkeit können wir üben, und dieses Üben lohnt sich, denn sie erfüllt unser Energiefeld mit Leichtigkeit. Dankbarkeit ist eine Herzenseigenschaft. Sie gehört zu den wirksamsten Kräften, das Herz zu öffnen. Und beim Handauflegen sollte unser Herz so offen wie möglich sein. Dankbarkeit hilft uns auch in Zeiten der Angst und Sorge.

Nehmen wir beispielsweise an, wir machen uns Sorgen um eines unserer bereits erwachsenen Kinder, weil es diesem nicht gutgeht. Wir können versuchen, unsere Sorge durch Dankbarkeit darüber, dass es unser Kind ist, zu ersetzen. Wir können dankbar dafür sein, dass wir das Kind ab und zu sehen und ihm auch telefonisch beistehen können. Sobald wir die Sorge durch Dankbarkeit ersetzen, stellt sich Erleichterung ein, denn unser Herz öffnet sich. Wir können nicht gleichzeitig dankbar und in Sorge sein.

Wenn wir beim Handauflegen auf Menschen treffen, die schwerwiegende Probleme haben, ist es wichtig, dass unsere Energie leicht ist. Diese Leichtigkeit schließt Mitgefühl keineswegs aus. Sie bewahrt uns jedoch davor, angesichts des Leides selbst schwermütig zu werden. Niemandem ist geholfen, wenn wir selbst vom Leid überwältigt werden.

Die Fähigkeit zu Dankbarkeit hat große Auswirkungen auf unseren Alltag. Dankbare Menschen sind gewiss glücklicher als undankbare Menschen. Die meisten von uns würden wahrscheinlich von sich selbst behaupten, dass sie dankbar sind. Wenn wir jedoch unsere Gedanken wirklich bewusst betrachten, erkennen wir vielleicht, dass wir oft nur für die Geschehnisse dankbar sind, die wir als angenehm empfinden und die so sind, wie wir sie haben möchten. Schwer hingegen fällt uns Dankbarkeit meist dann, wenn eine Situation oder ein Mensch nicht so ist, wie wir uns das wünschen würden.

Blicke ich auf mein eigenes Leben zurück, kann ich erkennen, dass gerade die Ereignisse, die ganz anders waren, als ich sie haben wollte, zu den größten Schätzen meines Lebens gehören. Heute kann ich für sie dankbar sein – damals jedoch, als ich mich in der Situation befand, war Dankbarkeit oft das Letzte, was mir in den Sinn gekommen wäre. Wenn wir beginnen, Dankbarkeit zu üben, nehmen wir wahr, was um uns herum ist. Oft haben wir uns so sehr darin verrannt, etwas anders haben zu wollen, dass wir die Dinge, für die wir dankbar sein könnten, gar nicht bemerken. Oft können wir nicht sehen, wie jemand Liebe ausdrückt, nur weil sie sich nicht so darstellt, wie sie unseren Vorstellungen entspricht. Als unsere Tochter an Neurodermitis erkrankt war, konnte ich manchmal nur noch ihre kranke Haut sehen – alles andere an ihr, was heil und wunderbar war, sah ich nicht mehr. Dankbarkeit zu üben hilft uns in solch schweren Situationen. Auch wenn wir weiterhin versuchen, das Leid zu lindern, so erweitert sie doch unseren Blick auf all das, was in diesem Moment auch da ist. Dankbarkeit lässt uns die Vielschichtigkeit des Lebens erkennen.

Nach dem Handauflegen wird uns von Menschen oft Dankbarkeit entgegengebracht. Deren Freude der Dankbarkeit kann durch die Art und Weise, wie wir sie entgegennehmen, stark gemindert werden. Natürlich wissen wir, dass die Heilkraft nicht von uns kommt. Sie ist ein Geschenk, ohne das Heilung nicht möglich wäre. Wenn wir aber selbst bei einem anderen Menschen Heilung suchen, empfinden wir für diesen Menschen natürlich Dankbarkeit. Ich selbst sehe mittlerweile das Geben und das Nehmen als die zwei Seiten der gleichen Medaille. Die Freude des Gebens – entweder durch mich oder durch andere – entspricht für mich der Freude des Nehmens. Für viele von uns ist es jedoch einfacher zu geben, als zu nehmen. Aber lasst uns die Freude und die Dankbarkeit der Menschen, die zu uns kommen, mit Freude entgegennehmen. Wenn ein Raum der Freude entsteht, in dem sich Nehmende und Gebende treffen, ist dies eine wunderschöne Begegnung.

Eine Übung, um Dankbarkeit zu entwickeln

Im normalen Leben
wird einem oftmals
gar nicht bewusst,
dass der Mensch
unendlich viel mehr empfängt,
als er gibt,
und dass Dankbarkeit
das Leben erst reich macht.
(Dietrich Bonhoeffer)

Versuchen Sie, sechs Wochen lang jeden Abend fünf Dinge aufzuschreiben, für die Sie dankbar sind. Vielleicht ist dies am Anfang nur eine Übung, die im Kopf und nicht im Herzen stattfindet. Wenn Sie jedoch weiterüben, wird sich Ihr Blick auf das, was Sie wahrnehmen, verändern. Sie werden die Wahrheit in den Worten Dietrich Bonhoeffers erkennen können, und in Ihrem Herzen wird sich ein Gefühl der Dankbarkeit entwickeln.

Meine täglichen Angelegenheiten sind ganz gewöhnlich,
aber ich stehe im Einklang mit ihnen.
Ich halte an nichts fest, noch weise ich etwas zurück.
Nirgends ein Hindernis oder Problem.
Wer sorgt sich um Reichtum oder Ehre?
Selbst das erbärmlichste Ding strahlt.
Meine wunderbare Kraft, mein geistliches Tun ist dies:
Ich schöpfe Wasser und hacke Holz.
(P'ang, berühmter Laienanhänger des Zen
aus dem 12. Jahrhundert)

Fünftes Prinzip: Geduld

Der wunderbare Text oben strahlt für mich Geduld aus. »Ich schöpfe Wasser und hacke Holz.« Vielleicht können wir, die wir in einer so hektischen Zeit wie der heutigen leben, in uns diese Sehnsucht nach Einfachheit erkennen, in der wir geduldig einen Schritt nach dem anderen machen können. Das Handauflegen bietet die Möglichkeit, mehr Geduld zu lernen. Die Erfahrung hat gezeigt, dass schnelles Handauflegen, bei dem wir in kurzer Zeit möglichst viele Körperstellen »behandeln«, bei weitem nicht so wirksam ist, als wenn wir achtsam und in Ruhe die Hände auflegen und dem Körper und der Energie genügend Zeit geben, um darauf zu reagieren.
Sobald wir die Hände auflegen, sind wir mit allen möglichen Themen des Menschseins konfrontiert. Wenn Menschen zu uns kommen und von sich erzählen, geht es nie

darum, nach schnellen Lösungen zu suchen. Das Handauflegen hat mich gelehrt, dass es Gesetzmäßigkeiten gibt, die von selbst ihren Lauf nehmen und auf die ich keinerlei Einfluss habe. Ich selbst bin nur ein winziger Faden im Lebensteppich des Menschen vor mir und kann nur so wirken, wie es mir möglich ist – kein bisschen mehr und kein bisschen weniger. Dazu gehört, dass ich mit mir und der Situation Geduld habe. Es gibt im Handauflegen keine Schnellverfahren. Alles wird genau so passieren, wie es passieren kann und soll.

Da Heilung von innen nach außen erfolgt, gibt es am Anfang oft gar keine Anzeichen dafür, dass sie geschieht. Es passiert etwas im Verborgenen, und es kann sein, dass anfangs nichts Sichtbares wahrzunehmen ist. Mitunter kommt es auch vor, dass Heilungen schnell geschehen. In der Regel handelt es sich aber um einen Prozess. Wenn Menschen nach ihrem ersten Besuch bei mir wiederkommen möchten, dann schlage ich ihnen erst einmal drei oder vier weitere Sitzungen vor, weil innerhalb dieser Zeit erfahrbar wird, ob und wie sie auf das Handauflegen ansprechen. Es handelt sich beim Handauflegen nicht um eine unendliche Geschichte, aber es ist gut, wenn nicht der Druck besteht, dass sofort etwas sichtbar werden muss. Ich versuche eine Einstellung zu üben, in der ich mich für alle Möglichkeiten offenhalte und in der ich mich nicht darauf festlege, wie lange eine Heilung dauern wird, wann sie sichtbar und ob sie überhaupt möglich sein wird.

Großen Eindruck hat auf mich die Geschichte einer Europäerin gemacht, die auf die Philippinen reiste, um zu lernen, wie philippinische Heiler ihre Heilungen vollbringen.

In der philippinischen Tradition gibt es Heiler, die die Fähigkeit besitzen, ohne Instrumente krankes Gewebe aus dem Körper zu entfernen, indem sie mit der Hand durch die Hautschichten in den Kranken eindringen. Sie berichtete, dass es sechs Jahre dauerte, bis sie ihre Überzeugung loswurde, dass dies nicht möglich sei. Als sie dann wirklich daran glaubte, funktionierte die Heilung auch bei ihr.
Für mich geht es daher um einen Weg geduldiger Übung, auf dem möglichst nichts für unmöglich gehalten werden sollte. Ich habe großen Respekt vor der Geduld vieler Menschen, die mich in den letzten Jahren aufgesucht haben. Ich erinnere mich noch gut an eine ältere Dame, die von Anfang an davon überzeugt war, dass sie durch das Handauflegen von ihrer Schuppenflechte befreit werden könne. Sie kam über längere Zeit hinweg, und obwohl ich nach einigen Behandlungen, bei denen sich nichts Sichtbares verändert hatte, eher zu der Vermutung neigte, dass das Handauflegen nicht die von ihr erwünschte Wirkung zeigen würde, bestand sie weiterhin darauf, zu kommen. Und schließlich war sie tatsächlich frei von Symptomen.

Geduld beinhaltet für mich auch Mitgefühl. Wenn ich jemandem mit Geduld begegne, nehme ich diesen Menschen an. Verständnis für andere und für uns selbst gehört zur Geduld dazu. Oft wollen wir anders sein, als wir sind. Wir wissen vielleicht viel über Spiritualität und verhalten uns doch häufig genau so, wie wir uns nicht verhalten wollen. Tatsache jedoch ist, dass wir so handeln, wie wir handeln. Alle Vorwürfe, die wir uns selbst machen, sind letztlich nutzlos. Ayya Khema sagte dazu knapp: »Erkennen, nicht tadeln, ändern!«

Übt man eine Sache regelmäßig und geduldig, entsteht immer ein Raum, in dem Transformation stattfinden kann. Oft nehmen wir diese Transformation erst dann wahr, wenn wir zurückschauen und merken, welche Veränderungen eingetreten sind. In der Kontemplation und beim Handauflegen ist dies genauso. Wir können nicht genau erkennen, wann und wie die Veränderung passiert ist, aber wir nehmen wahr, dass nun etwas anders ist als in der Zeit, ehe wir zu üben begannen.
Ob das Handauflegen unsere Berufung wird, können wir anfangs nicht wissen. Es gibt Menschen, die regelrechte »Senkrechtstarter« sind und in denen bereits von Anfang an alles angelegt zu sein scheint. Für die meisten ist es jedoch ein langsamer Entwicklungsweg. Ich habe vollkommenes Vertrauen, dass diese Entwicklung immer genau in der richtigen Geschwindigkeit geschieht. Wenn unser Weg das Heilen sein soll, wird er uns abholen und Möglichkeiten für den nächsten Schritt aufzeigen. Wer den Wunsch zum Handauflegen in sich verspürt, sollte dies zunächst bei sich selbst tun und sich in den sieben Prinzipien des Handauflegens üben. Mit dem Üben werden wir eine Ausstrahlung bekommen, die andere Menschen anzieht. Vielleicht stellen wir plötzlich fest, dass Menschen an unserem Arbeitsplatz beginnen, mit uns über ihre Probleme zu reden, dass Menschen aus der Verwandtschaft uns gegenüber offener werden oder dass tatsächlich Menschen zum Handauflegen zu uns kommen. Geduldiges und ernsthaftes Üben bringt das heilende Potenzial in uns zur Entfaltung. Es ist wichtig, dieses Potenzial nicht durch eine ungeduldige oder unzufriedene Haltung gegenüber dem gegenwärtigen Augenblick zu blockieren. Denn: *Das, was da ist, ist es schon.*

Das mag uns die Geschichte einer Freundin von mir deutlich machen, die nach Amerika reiste, um eine Nacht auf einem heiligen Berg zu verbringen. Auf dem Höhepunkt ihrer Reise ging sie gut ausgerüstet für die Nacht auf den Berg. Während es dunkel wurde, saß sie an ihrem Feuer und wartete auf ihre spirituelle Erfahrung. Sie konnte es gar nicht fassen, als auf einmal ein Mann auftauchte, der sie bei ihrer Meditation störte. Sie ärgerte sich darüber so sehr, dass sie völlig abweisend war, woraufhin der Mann wieder ging. Die Frau blieb die ganze Nacht auf dem Berg sitzen, aber es passierte nichts. Etwas enttäuscht stieg sie den Berg am nächsten Morgen wieder hinab. Erst als sie im Flugzeug saß und über ihr Erlebnis auf dem Berg nachdachte, fragte sie sich, woher der Mann eigentlich gekommen war und was er ihr sagen wollte. Vor lauter Ärger hatte sie ihm nämlich nicht zugehört. Nun fragte sie sich zu Recht, ob ihr damit nicht die Chance entgangen war, etwas wirklich Bedeutsames zu erfahren, weil sie an ihrer Vorstellung vom Verlauf ihrer Nacht auf dem heiligen Berg festgehalten hatte.

Beim Handauflegen verhält es sich ähnlich – es wäre schade, wenn wir ungeduldig wären und die Vorstellung hätten, dass wir in allem schon viel weiter sein müssten, und dabei die kostbaren Momente, die schon da sind, verpassen. Manche Menschen, die in weiterführende Kurse kommen, erzählen, dass sie zwar nicht so oft die Hände bei anderen auflegen, ihr tägliches Handauflegen bei sich selbst jedoch zur Selbstverständlichkeit geworden ist. Oft stellen sie fest, dass sich dadurch ihr Leben zum Positiven verändert hat.

Ein Teil meiner Arbeit mit Kindern und Eltern besteht

darin, sie davon zu überzeugen, das Handauflegen geduldig fortzusetzen, unabhängig davon, wie die Symptome des Kindes aussehen mögen. Dies bedeutet keinesfalls, dass andere erforderliche medizinische Therapien nicht durchgeführt werden sollten. Es bedeutet einzig, mit dem Handauflegen trotzdem fortzufahren. Das Handauflegen spricht eine Ebene an, die nicht von allopathischen Medikamenten angesprochen wird – es setzt innere Prozesse in Gang, die oft nicht sichtbar sind. Ich rate im Fall chronischer Erkrankungen bei Kindern ebenso wie bei Erwachsenen dazu, unbedingt drei Monate lang das Handauflegen regelmäßig zu praktizieren. Danach kann man sehen, ob sich so viel Wirkung zeigt, dass man weitermachen möchte. Es kann auch sein, dass die drei Monate nicht gebraucht werden, aber so wird der Druck genommen, dass sofort etwas Sichtbares geschehen muss.

Das Handauflegen ist eine wunderbare Lehrerin für Geduld. Die Situation des Menschen vor uns ist oft sehr leidvoll, und deshalb möchten wir natürlich helfen und sein Leid lindern. Bewusst aus diesem Helfen-Wollen herauszugehen und in einen Raum zu treten, in dem jedes Wollen nur hinderlich wirkt, ist nicht so einfach. Der Schlüssel hierfür ist die Geduld und das ihr innewohnende Annehmen des jetzigen Augenblicks. Es gibt nichts zu forcieren. Wir erfüllen einfach unsere Rolle vom Öffnen und Geschehenlassen – geduldig und immer wieder.

Eine Übung zur Stärkung der Geduld

Es empfiehlt sich, diese Übung langsam zu machen. Wichtig ist hierbei, dass Sie nach der jeweiligen Frage die Qualität, die wir Geduld nennen, wirklich spüren. Erst wenn Sie tatsächlich etwas spüren, ist eine Wirkung auf das Energiefeld vorhanden.
Fragen Sie sich:
Wie fühle ich mich, wenn ich mich und meine Mitmenschen mit geduldigen Augen anschaue?
Wie ist das Gefühl, wenn ich mit geduldigen Füßen gehe?
Wie fühle ich mich, wenn ich in meine alltägliche Arbeit die Qualität von Geduld einbringe?
Wie fühlt es sich an, wenn meine Hände beim Handauflegen geduldig sind?

Dein Wille geschehe.
(Matthäus-Evangelium 26,42)

Sechstes Prinzip: Loslassen

Nach dem Handauflegen üben wir jedes Mal im Sinne von »Dein Wille geschehe« ganz bewusst das Loslassen. Wir schließen stets ab mit einem stillen Segen und dem Gehenlassen des Menschen vor uns (siehe »Aus der Praxis«, Sei-

te 113). Wir haben uns nach bestem Vermögen als Kanal zur Verfügung gestellt und legen diesen Menschen, bildlich gesehen, nun in Gottes Hände.
Dieses Schlussritual hilft uns, liebevoll loszulassen. Das bewusste Loslassen des Menschen, der zu uns kam, ist sehr wichtig, denn es soll verhindern, dass Abhängigkeiten zwischen den Menschen, die die Hände auflegen, und denen, die sie aufsuchen, entstehen. Gerade am Anfang des Weges kann es schwer sein, nicht innerlich mit Gedanken, Vorstellungen und Hoffnungen bei dem betreffenden Menschen zu bleiben, obwohl er schon längst gegangen ist. Es gehört aber zum Respekt vor dem Weg jedes Einzelnen dazu, ihn in dem Vertrauen loszulassen, dass genau das geschehen wird, was geschehen soll. Wenn wir aufgesucht werden, um eine Rolle in dem Geschehen zu spielen, stellen wir uns zur Verfügung und lassen den Menschen los, wenn er gegangen ist.
Mir wird immer deutlicher, dass stets Gottes Wille geschieht und dass wir immer in »Gottes Hand« sind. Haben wir einmal die Erfahrung gemacht, dass es nichts gibt, was nicht Gott ist, beginnt sich unser Bewusstsein zu weiten. Verstandesmäßig ist dies nicht zu erfassen, sondern nur von einer anderen Ebene aus erfahrbar. Für mich geht es dabei immer wieder darum, in dieses Bewusstsein einzutauchen und meine Konzepte, wie etwas zu sein hat, in Frage zu stellen. Der Verstand will stets festhalten, er will darüber urteilen, was gut und was böse ist, er möchte Entscheidungen treffen und etwas bewirken. Dies ist die Aufgabe des Verstandes. Auf einer darunterliegenden Ebene offenbart sich jedoch etwas, vor dem wir nur mit Staunen stehen können, und das so vollkommen ist, dass

es uns den Atem raubt. ES wirkt als das, was ich »Ich« nenne, und als das, was ich »Du« nenne. Es handelt sich in Wirklichkeit um das Gleiche, insofern vollzieht sich immer Gottes Wille. Es geht für uns letztlich nur darum, ob wir dazu ja sagen können oder nicht. Durch das bewusste Loslassen beim Handauflegen üben wir dieses Ja zu allem, was ist. Wenn mir Menschen von ihren Schicksalsschlägen erzählen, erfüllt es mich immer wieder mit Bewunderung, wie sie mit diesen umgehen. Besonders in Erinnerung ist mir eine alte Dame, die von ihrer Tochter zu mir gebracht wurde. Die Tochter war schon mehrere Male beim Handauflegen gewesen, und da es ihr gutgetan hatte, war sie nun mit ihrer Mutter gekommen. Der Mutter war in Höhe des Knies ein Bein amputiert worden. Jetzt machte das andere Bein Kummer, und die Ärzte sagten, dass auch von ihm eventuell ein Stück abgenommen werden müsste. Die Dame saß im Rollstuhl, und als wir zu reden begannen, fiel mir auf, wie zufrieden sie war. Sie erzählte mir, dass sie wunderbare Kinder habe (ich wusste bereits von ihrer Tochter, wie sehr sie von ihrer Familie geliebt wurde), von ihrem Alltag und den köstlichen Mahlzeiten, die ihre Schwiegertochter für sie zubereitete, wie sehr sie ihre Enkelkinder liebte und wie gern sie am Nachmittag mit ihnen zusammen war, wenn sie aus der Schule nach Hause kamen. Die Dame hatte einen tiefen Glauben an Gott. Ich legte ihr die Hände auf, und dann gingen die beiden wieder. In der folgenden Woche brachte ihre Tochter sie erneut, und als ich sie fragte, wie es ihr ginge, erwiderte sie: »Danke, ich bin sehr zufrieden.« Während ich ihr weiter zuhörte, dachte ich bei mir, dass diese Dame nicht gekommen war, um meine Hilfe zu erhalten, sondern sie ist hier, damit ich ihren inneren Frieden erlebe. Ich empfand ihre Gegenwart als wohltuend. Sie sagte, dass die Schmerzen, die sie abends immer gehabt habe, besser geworden seien, wobei sie in der vorangegangenen Woche gar nicht erwähnt hatte, dass sie unter Schmerzen litt. Wieder legte ich ihr die Hände auf. Die Dame kam einige Male zu mir, und noch heute höre ich ab und zu von ihrer Tochter, wie es ihr geht. Ihre ruhigen Worte »Danke, ich bin sehr zufrieden«, die sie jedes Mal sagte, aber vor allem ausstrahlte, haben bei mir einen tiefen Eindruck hinterlassen und sind mir in Erinnerung geblieben, obwohl seitdem schon einige Jahre vergangen sind. Die alte Dame war ein lebendes Beispiel dafür, wie Heilsein aussehen kann, auch wenn es nicht den üblichen Vorstellungen davon entspricht.

In dem Gebet am Anfang dieses Buches heißt es: »Mögen alle in Gleichmut sein, ohne allzu viel Anhaftung und allzu viel Abneigung.« Diese Anhaftung und diese Abneigung – das Haben-Wollen und Loshaben-Wollen – sind offensichtlich in uns angelegt. Buddha sagt, dass dies zu uns hier auf der Erde und zu den Ursachen von Leid gehört. Und er weist einen Weg aus dem Leid, das durch Anhaftung und Abneigung verursacht wird.

Im Matthäus-Evangelium lesen wir von dem inneren Kampf Jesu im Garten Getsemani angesichts seines ihm bevorstehenden schrecklichen Schicksals. Er bat: »Mein Vater, wenn es möglich ist, gehe dieser Kelch an mir vorbei, doch nicht, wie ich will, sondern wie du willst.«

Die Mutter eines siebenjährigen Jungen, der an einer sehr seltenen Krankheit litt und nach Aussage der Ärzte nur noch eine kurze Lebenserwartung hatte, sagte einmal zu mir: »Für mich ist die Krankheit Schicksal. Ich muss sie akzeptieren – und doch wünsche ich mir, dass mein Sohn so lange wie möglich bei mir bleibt.« Welch eine Kraft muss ein Mensch besitzen, um ein solch schweres Schicksal zu meistern? Der Instinkt einer Mutter, ihr Kind zu beschützen, ist einer der stärksten Instinkte im Menschen. Dieser stellt ebenso eine Realität des Lebens dar wie das Wissen, dass das Leben vergänglich ist und wir keine Kontrolle darüber haben. Beide Tatsachen sind offensichtlich »der Wille Gottes«, da sie in unserem Leben hier auf der Erde angelegt sind.

Wirkliches Loslassen des eigenen Willens in einem »Dein Wille geschehe« hat daher nichts mit Schwäche zu tun. Wenn wir erwachte Menschen in der Geschichte der Menschheit betrachten, können wir erkennen, dass ihr Leben aus Dienen und Hingabe bestand. Heute sind diese Begriffe eher negativ besetzt, gerade im Hinblick auf die jahrtausendelange Unterdrückung der Frauen. Wenn wir jedoch aus einer tiefen spirituellen Erfahrung heraus dienen, dann wirkt diese aus der Fülle und Dankbarkeit, nicht aus Bedürftigkeit und Schwäche. Der Lobgesang Marias ist ein wunderbares Beispiel dafür: »Meine Seele erhebt den Herrn, und mein Geist freut sich über Gott meinen Heiland: denn er hat seine Magd in ihrer Niedrigkeit angesehen.« Der Gotteserfahrung folgen tiefe Demut und das Erkennen der Gnade. Der Wunsch zu dienen entsteht ganz selbstverständlich. Auch im Leben von Jesus finden wir die Radikalität des Dienens. Ebenso gibt es Menschen in der heutigen Zeit, die uns mit ihrer Hingabe und ihrem

Dienen inspirieren können. Für mich gehört der Dalai Lama zu diesen Menschen. Ein Teil seiner täglichen Übung besteht darin, die folgenden Worte zu rezitieren: »Wann immer ich einen Menschen voll schlechter Eigenarten, der von negativen Energien und intensivstem Leid überwältigt ist, treffe, werde ich einen solch Besonderen wertschätzen und lieben, als ob ich ein kostbares Juwel gefunden hätte.«
Das Leben des Dalai Lama ist ein Zeugnis für diese Übung. Auch wenn wir anderen dienen, davon ist auch der Dalai Lama überzeugt, tun wir dies letztendlich für uns selbst. Denn es gibt keine Trennung zwischen uns selbst und anderen. Wenn uns dies bewusst wäre, existierte die Vorstellung nicht, dass ein Mensch »weiter« oder »besser« als ein anderer sein könnte.

Der große indische Dichter Rabindranath Tagore schrieb einmal:

Ich schlief und träumte, das Leben sei reine Freude.
Ich erwachte –
und sah, dass das Leben Dienen war.
Ich handelte –
und siehe da: Dienen war Freude.

Das Handauflegen in seiner Einfachheit und Menschlichkeit ermöglicht es uns, Loslassen, Hingabe und Dienen zu üben – nicht weil es fromm oder gut für andere ist, sondern weil es in uns angelegt ist und weil die Erschließung dieses Potenzials zu tiefer Erfüllung führen kann. Diejenigen unter uns, die sich schon länger auf dem inneren Weg des Handauflegens befinden, erfahren dadurch oft tiefe Freude. Wir erkennen, dass wir selbst Heilung und Heilsein erfahren können, wenn wir uns für ES öffnen.

Eine Übung für das Loslassen

Sage nie von einem Ding: »Ich habe es verloren«,
sondern: »Ich habe es zurückgegeben.«
Dein Kind ist gestorben – es ist zurückgegeben worden.
Deine Frau ist gestorben – sie ist zurückgegeben worden.
Dein Landgut wurde dir genommen – nun also auch dieses
ist nur zurückgegeben worden.
Aber der es dir genommen hat, ist ein Schurke.
Was geht es aber dich an, durch wen es dir derjenige
wieder abgefordert hat, der es dir gab?
Solange Er es aber dir überlässt, behandle es als
fremdes Gut, so wie die Reisenden die Herberge.
(Epiktet, griechischer Philosoph aus dem 1. Jahrhundert)

Liebe Gott mit ganzem Herzen, mit ganzer Seele,
mit all deinem Verstand und mit all deiner Kraft.
Liebe deinen Nächsten wie dich selbst.
(Markus-Evangelium 12,29)

Siebtes Prinzip: Liebe

Das siebte Prinzip der Einstellung, die wir für das Handauflegen üben, ist die Liebe. Und tatsächlich ist sie das Fundament nicht nur beim Handauflegen, sondern für das gesamte Leben hier auf Erden.

Jesus hat uns zwei Schlüssel für das Leben gegeben. Der erste ist das Gebot, Gott mit all unseren Möglichkeiten zu lieben, der zweite ist das Gebot, unseren Nächsten zu lieben wie uns selbst. In der Bibel steht geschrieben, dass es sich hierbei um die zwei wichtigsten Gebote handelt. Das Wort Gebot ist für viele von uns negativ besetzt. Wenn es uns jedoch gelingt, diese Worte von Jesus als Schlüssel für unser Leben zu betrachten, dann erhalten sie eine ganz andere Bedeutung. Sie besagen, dass das Allerwichtigste für unser Leben auf der Erde die Liebe ist. Wie würde unsere Welt wohl aussehen, wenn diese beiden Schlüssel die zentrale Stellung in unserer Bildung, Politik und Wirtschaft einnehmen würden? Im Matthäus-Evangelium steht geschrieben, die Liebe ist nicht nur der Schlüssel hier auf Erden, sondern auch der Schlüssel zum ewigen Leben.

Liebe Gott mit ganzem Herzen, mit ganzer Seele, mit all deinem Verstand und mit all deiner Kraft.

Was bedeutet das eigentlich? Wenn wir uns zum ersten Mal mit diesen Worten auseinandersetzen, erscheinen sie uns vielleicht abstrakt und auch als ein enorm hoher Anspruch an uns. Was wissen wir schon wirklich von Gott, wenn wir einmal das außen vor lassen, was andere dazu geschrieben haben, was uns als Kind beigebracht wurde, was uns die Kirchen gelehrt haben?

Der Weg der Kontemplation, den die Mystiker und Mystikerinnen beschrieben haben, führt uns immer weiter nach innen. Die Kontemplation lehrt uns, in der Stille alle Bilder und Konzepte anzuschauen und loszulassen – selbst die frommen Gottesbilder – und immer tiefer und immer weiter zu gehen, bis wir schließlich zu einem inneren Wissen gelangen, das uns niemand mehr nehmen kann.

Marguerite Porète, die im 13. Jahrhundert lebte, verbrachte drei Jahre in einem Kerker und fand dann auf dem Scheiterhaufen den Tod, weil sie sich weigerte, ihre Erkenntnisse zu leugnen. In ihrem Werk *Spiegel der einfachen Seelen* beschreibt sie den Weg zur vollkommenen Vereinigung mit Gott in der Liebe und die dadurch erfahrene vollkommene Freiheit. »Die Wahrheit kündet es meinem Herzen an, dass ich von dem Einzigen geliebt bin. Und sie (die Wahrheit) sagt, es gelte ohne Widerruf, dass Er mir seine Liebe schenkt.« In allen Religionen gibt es Mystiker und Mystikerinnen, die diese Erfahrung gemacht haben, die sie anschließend nicht mehr verleugnen konnten. Da diese Erfahrung nicht wirklich mit Worten beschrieben werden kann, versuchten Mystiker sie von jeher in Bildern, Parabeln und Gedichten auszudrücken. Sobald jedoch Worte verwendet werden, nehmen diese notwendigerweise die Färbung der jeweiligen Kultur und der Konditionierungen der Menschen an, die sie vermitteln. Beim Handauflegen versuchen wir, uns mit unserem ganzen Herzen Gott zu öffnen. Das Gebet hilft dabei, uns auf diese Herzensöffnung einzustimmen. Wir öffnen uns für etwas, was nicht sichtbar ist. Am Anfang brauchen wir den Glauben, dass tatsächlich etwas da ist, für das wir uns öffnen können. Mit der Zeit erwächst uns aus unseren Erfahrungen jedoch die Gewissheit, dass hier eine Kraft freigesetzt wird, die Realität ist. Wir machen die Erfahrung, dass es sich um eine liebende und ordnende Kraft handelt, die weit intelligenter ist, als wir sie mit unserer begrenzten Sichtweise je verstehen könnten. Je mehr wir uns ihr öffnen, desto mehr Liebe wird da sein. Dabei handelt es sich nicht um eine Liebe, die auf eine bestimmte Person bezogen ist, sondern um eine bedingungslose Liebe, die sich verströmt. So wie die Sonne ganz selbstverständlich ohne Ausnahme auf uns alle scheint, so verströmt sich auch diese Liebe ohne Unterschied.

Vor vielen Jahren kam einmal ein älterer Mann zu mir, der an einer seltenen Krankheit litt, gegen die die Schulmedizin wenig tun konnte. Da er eine lange Reise hinter sich hatte, bot ich ihm zunächst einen Tee an, während er mit mir redete und von sich erzählte. Beim ersten Besuch geschah nichts Ungewöhnliches, doch beim zweiten begann er während des Teetrinkens vom Krieg zu erzählen. Er sagte, Deutschland habe den Krieg nicht begonnen, und es wären gar nicht so viele Juden umgekommen, wie immer behauptet würde, und die wenigen, die umgekommen seien, fielen kaum ins Gewicht. Als ich versuchte, ihm zu widersprechen, kam er erst richtig in Fahrt. Ich verspürte in mir einen heftigen Widerstand gegen ihn. Wie konnte ich diesem Mann die Hände auflegen? Was hatte er womöglich im Krieg alles gemacht? Alles in mir war in Aufruhr, und ich musste feststellen, dass sich englischer Patriotismus in mir zu regen begann. Doch dann fiel mir meine eigene innere Verpflichtung ein, die ich schon Jahre zuvor eingegangen war: Da ich diese Gabe des Handauflegens besitze, werde ich niemanden abweisen. Ich bat den Mann also, sich hinzulegen, und ich ging in meine Übung, übte innerlich den Respekt vor diesem Menschen, sprach das Gebet und öffnete mich für die Heilkraft. Ich dachte noch: »Na, das hast du ganz gut hingekriegt …« Was danach geschah, hatte nichts mehr mit mir zu tun. Ich wurde plötzlich von einem gewaltigen Gefühl der Liebe erfüllt. Ich merkte, wie klein meine Liebesfähigkeit für diesen Mann gewesen war, verglichen mit dem, was nun geschah. Es war nur noch Liebe im Raum. Der Mann auf der Liege begann auf einmal zu lachen, und er lachte so sehr, dass sein Gebiss völlig verrutschte. Nach der Behandlung sagte er zu mir: »Ich war voller Glückseligkeit – so etwas habe ich in meinem ganzen Leben noch nie erlebt.« Ich konnte nur antworten: »Ich auch nicht.«

Die Liebe, für die wir uns beim Handauflegen öffnen, ist also nichts, was wir herbeiführen können, und sie ist anders, größer und mächtiger als alles, was wir üblicherweise unter Liebe verstehen. Wir können uns, so gut es geht, für sie öffnen, aber das Eigentliche ist willentlich nicht herbeizuführen, sondern geschieht in einem Akt der Gnade.

Liebe deinen Nächsten wie dich selbst. Wir können nicht in der Liebe sein, wenn wir, was uns selbst betrifft, einen Klumpen Eis im Herzen tragen. Wenn wir wirklich in der Liebe sind, kann nichts und niemand von dieser ausgeschlossen werden. Gerade Menschen, die sich viel um andere kümmern, sind oft sehr hart mit sich selbst. In früheren Generationen wurden nur Jesu Worte »Liebe deinen Nächsten« wirklich ernst genommen, die Worte »wie dich selbst« jedoch meist überhört. Heute wissen wir alle zumindest theoretisch, dass wir uns selbst lieben sollten. Trotzdem fällt es vielen Menschen schwer, wirklich ein Gefühl von Liebe und Zärtlichkeit für sich selbst zu empfinden. Doch erst wenn unsere Liebe uns selbst nicht mehr ausschließt, werden wir in einen Zustand der Balance kommen. Selbstliebe bedeutet nicht Selbstsucht. Bei selbstsüchtigen Menschen dreht sich alles nur um sie selbst. Glücklich sind sie deshalb aber nicht. Wirkliche Selbstliebe hingegen trägt dazu bei, dass Menschen glücklich sind.

Wie aber kann ich mich selbst lieben? Diese Frage wird in meinen Kursen oft gestellt, und es gibt darauf keine einfache Antwort. Wir können nicht einfach einen Knopf drücken, und schon ist diese Liebe da. Für manche Menschen mag es bedeuten, eine Therapie zu machen, um die Zeit der Kindheit aufzuarbeiten. Ich habe energetisch wahrgenommen, dass die Energie im Herzbereich zu fließen beginnt, wenn Menschen wirklich in Kontakt mit ihrem inneren Kind kommen.

Oft kamen Mütter mit Kindern zu mir, die gesundheitliche Probleme hatten. Wenn ich im Kind eine Anspannung bemerkte, bat ich meist die Mutter um ein vertrauliches Gespräch, um den möglichen Grund der Anspannung des

Kindes herauszufinden. Es stellte sich dann manchmal heraus, dass das Kind einen sehr autoritären Vater hatte. Hin und wieder war es im Laufe der Behandlung möglich, auch den Vätern die Hände aufzulegen. Diese waren im Brustbereich meist sehr hart und angespannt. Wenn diese Männer während des Handauflegens wirklich in Kontakt mit dem kleinen Jungen in ihnen kamen, konnte ich förmlich spüren, dass die Energie wie eine Maschine ansprang. Wer in Kontakt mit seinem inneren Kind kommt, der kann fortan auch sein eigenes Kind eher spüren und besser annehmen. Wenn wir regelmäßig bei uns selbst oder bei anderen die Hände auflegen, öffnen wir uns für die Kraft der Liebe. Dies hat auch eine heilende Wirkung auf uns selbst. Mit der Zeit werden wir merken, dass es eine Ebene in jedem Menschen gibt, die wirklich heil ist. Durch das Handauflegen kommen wir immer mehr in Kontakt mit dieser Ebene. Wir stellen fest, dass diese Ebene in allen Menschen unseres Alltags zu finden ist – auch in denen, die wir sonst kritisch beurteilen. Wir fangen an, mit dem Herzen zu sehen. Wir erkennen, dass alle Menschen, die zum Handauflegen kommen, schön sind. Wir beginnen, die Schönheit aller Menschen um uns herum zu sehen. Unser Mitgefühl für das Leid der Menschen, denen wir die Hand auflegen, lässt uns zunehmend auch das Leid der Menschen erkennen, die in Politik oder Wirtschaft angsterfüllt, selbstsüchtig und aggressiv handeln. Wenn wir in Kontakt mit dem Kind in dem Erwachsenen kommen, der Heilung sucht, werden wir die ängstlich reagierenden Kinder in uns selbst und in den Menschen in unserem Umfeld erkennen. Die Kraft der Liebe öffnet unsere Herzen. Dadurch wird tiefes Mitgefühl geweckt, und wir erkennen, dass wir letztlich

alle die gleichen Themen haben. Menschen, die nicht mehr lange zu leben haben, sagen mir oft, dass es für sie das Wichtigste sei, zu wissen, dass sie wirklich gelebt haben, dass sie geliebt haben und dass sie geliebt worden sind.
Es ist nie zu spät, damit zu beginnen. Wie oft habe ich von Menschen den Satz gehört: »Ich habe erst zu leben begonnen, als ich die Krebsdiagnose bekam.« Wenn wir wirklich die Vergänglichkeit in unserem Leben spüren, erkennen wir zugleich, was uns wirklich wichtig ist. Plötzlich ist es uns möglich, den Menschen, die uns nahe sind, das zu sagen, was wir schon immer sagen wollten. Wenn wir uns der Kostbarkeit unserer Lebenszeit bewusst werden, können wir ein klares Ja zu dem sagen, was guttut und ein klares Nein zu dem, was nicht guttut. Die Wahrnehmung der Natur und die Kostbarkeit des Lebens werden so um vieles intensiver. Wir empfinden Dankbarkeit für die Fülle des Lebens, denn es ist uns bewusst geworden, dass das Leben in dieser Form nicht ewig währt. Erkennen wir, dass wir alle in einem Boot sitzen und alle mit den gleichen Herausforderungen und Problemen des Menschseins konfrontiert sind, beginnt die Verbundenheit eines »Wir« zu entstehen. Wir beginnen zu verstehen, dass wir alle nur im Rahmen der eigenen Möglichkeiten handeln können. Aus dieser Erkenntnis erwächst Mitgefühl für uns und für alle anderen Lebewesen. Je mehr wir uns für die Liebe Gottes öffnen, die, wie Marguerite Porète sagte, »ohne Widerruf gilt«, desto mehr werden wir mit mitfühlenden Augen sehen, mit mitfühlenden Ohren hören und mit Mitgefühl und Liebe handeln. Von dieser Liebe können wir uns selbst nicht ausschließen. Begegnen wir unseren eigenen Schwächen mit Liebe und Verständnis, entsteht ein Raum von

Mitgefühl für das, was wir in uns ablehnen. Das bringt Entspannung und Weichheit in die jeweilige Situation. Selbstverurteilung, Selbsthass und Schuldgefühle tragen hingegen nur dazu bei, dass noch mehr Leid und Härte entstehen. Dies führt zu Aggression und dazu, dass wir andere Menschen ablehnen und verurteilen. Mitgefühl mit uns selbst und anderen hilft uns dabei, mit Konflikten entspannter umzugehen. Wenn ich erkenne, dass das, was ich bei einem anderen Menschen verurteile, sehr wohl auch in mir selbst vorhanden ist, werde ich uns beiden eher Mitgefühl entgegenbringen. Mitgefühl mit mir selbst und mit den Menschen, denen ich begegne, verbindet. Es dauert seine Zeit, bis wir Verhaltensmuster in uns ändern können. Mitgefühl und Geduld helfen uns dabei, unsere Erkenntnisse im Alltag umzusetzen.

Wer sich in der Kontemplation und im Handauflegen übt, wird die Erfahrung machen, dass es letztlich nicht einmal mehr ein Wir gibt, sondern nur noch das Eine. Alles, was wir wahrnehmen, ist Ausdruck dieses Einen und damit Ausdruck dessen, was wir Gott nennen. Beim Handauflegen öffnen wir uns für Gott als dem Unsichtbaren und zugleich für Gott, der in diesem Moment sichtbar in der Gestalt des Menschen vor uns auf der Liege liegt. Wenn wir Gott in allem erkennen, wird es uns leichterfallen, uns von Vorurteilen und Erwartungen zu lösen, die wir vielleicht hinsichtlich dieses Menschen vor uns haben. Vorurteile und Erwartungen wirken immer wie eine Wand zwischen Menschen. Solange wir Vorstellungen davon haben, wie ein anderer Mensch sein sollte, können wir diesen nicht wirklich wahrnehmen. Diese Wand verhindert auch

eine wirkliche Kommunikation zwischen Menschen. Wenn wir beim Handauflegen offen, bereit und ganz in der Präsenz sind, dann kann Liebe strömen. Das kann dazu führen, dass sich die Grenzen zwischen dem, was wir normalerweise als Du und Ich erleben, auflösen. Es entsteht ein Raum der Liebe, der sehr schwer beschreibbar ist. In diesem Raum verschwindet die Trennung von Du und Ich. Es ist nicht mehr möglich zu erkennen, wo das eine anfängt und das andere aufhört.
In einem Einführungskurs im Handauflegen musste eine Teilnehmerin einmal feststellen, dass eine Frau dabei war, von der sie einmal sehr verletzt worden war. Anfangs beschäftigte sie nur der Gedanke, warum ausgerechnet diese Frau im selben Kurs sein musste. Sie erinnerte sich wieder an den Schmerz, den diese Frau ihr zugefügt hatte. Als es an die Partnerübung des Handauflegens ging, blieben just diese beiden Frauen übrig – und sie entschlossen sich daher, miteinander zu üben. Als die verletzte Frau der anderen die Hände auflegte, erkannte sie plötzlich: »Das bin ich, die da liegt.« Diese Erkenntnis überwältigte sie und verursachte eine tiefe innere Heilung. Wir können so etwas nicht bewusst herbeiführen, aber wenn wir die Hände auflegen und offen sind, ist diese Erfahrung der allumfassenden Liebe möglich.

Beim Handauflegen geschieht das, was Jesus uns als die beiden Schlüssel mit auf den Weg gab: Gott zu lieben und den anderen zu lieben wie sich selbst. Wenn wir uns für die göttliche Heilkraft öffnen und den anderen annehmen, so wie er ist, dann entsteht ein Raum, in dem Heilung auf tiefster Ebene geschehen kann. Heilung bedeutet Ganzsein, und beim Handauflegen ist dieses Ganze wahrnehmbar. Was wir heilende Kraft, Gebet oder Gott nennen, sind Worte, die Verschiedenes benennen, in Wirklichkeit aber ein- und dasselbe ausdrücken. Handauflegen ist für mich Liebe. Blicke ich in Kursen die Menschen an, die Hände auflegen, bin ich oft tief berührt. Je länger sie praktizieren, desto selbstverständlicher ist ihre Offenheit. Auch wenn sie beim Erzählen von ihren Erfahrungen oft Tränen in den Augen haben, handelt es sich dabei keineswegs um Sentimentalität. Es ist vielmehr Ausdruck einer selbstverständlichen Liebe für das Göttliche in Form und Formlosigkeit. Es ist Offenheit für das, was geschieht, unabhängig davon, wie es aussehen mag. Es ist Offenheit für den Menschen, der nach Heilung sucht. Dies sind für mich die Zeugnisse der Liebe.

Eine Übung, um sich der Liebe zu öffnen

Bringen Sie Ihre Aufmerksamkeit zu Ihrem Atem, und begleiten Sie jedes Einatmen und jedes Ausatmen mit Ihrer Aufmerksamkeit. Bringen Sie Ihre Aufmerksamkeit nun zu Ihrem Herzen, und atmen Sie einige Augenblicke von dort aus. Nun sehen Sie sich in Ihrem Herzen als kleines Kind. Nehmen Sie wahr, wie alt das Kind ist, welche Kleidung es trägt, ob Sommer oder Winter ist, ob sich das Kind im Haus oder im Freien befindet – bleiben Sie mit liebevoller Aufmerksamkeit bei dieser Wahrnehmung. Lassen Sie sich Zeit, damit das Kind in Ihnen sich offenbaren kann. Betrachten Sie den Gesichtsausdruck des Kindes. In welcher Stimmung ist es? Sprechen Sie das kleine Mädchen oder den kleinen Jungen innerlich mit seinem Namen an. Sagen Sie dem Kind, dass es Ihnen wichtig ist und dass Sie es besser kennenlernen möchten. Fragen Sie: »Gibt es irgendetwas, was ich für dich tun kann? Fehlt dir irgendetwas?« Tun Sie in der Vorstellung das, was das Kind möchte. Das Wichtigste dabei ist, dass das Kind vermitteln darf, was es braucht. Vielleicht denken Sie, dass es in den Arm genommen werden möchte, obwohl es tatsächlich einfach nur dasitzen will. Vielleicht denken Sie, es braucht Ihre Nähe, obwohl es tatsächlich weit weg von Ihnen sein möchte. Vielleicht bekommt das Kind einen Wutanfall, oder es glaubt Ihnen nicht, dass es wichtig für Sie ist. Alles, aber auch absolut alles ist in Ordnung. Es geht um das vollkommene Annehmen des Kindes genau so, wie es in diesem Augenblick ist.

Bleiben Sie so lange in der Übung, wie es sich für Sie richtig anfühlt. Wenn Sie möchten, sprechen Sie das Kind zum Schluss noch einmal mit dem Vornamen an und sagen Sie ihm, dass Sie nun regelmäßig zu ihm kommen möchten, um zu sehen, was Sie für es tun können.

Das Wunderbare an dieser Übung besteht darin, dass es, wenn wir diesem inneren Kind unsere bedingungslose Liebe schenken, energetisch betrachtet das Gleiche ist, als hätten wir diese Erfahrung tatsächlich in unserer Kindheit gemacht. Energetisch betrachtet gibt es nur das Jetzt, und deshalb können wir jetzt das ergänzen, was uns als Kind fehlte.

Wenn Ihnen diese Übung zusagt, sie jedoch Schwierigkeiten damit haben, Ihr inneres Kind zu sehen oder zu fühlen, seien Sie mitfühlend mit sich selbst und versuchen Sie es trotzdem wieder.

Chakren und Handauflegen

Die Chakren bieten eine Möglichkeit, den Menschen in seiner Ganzheit zu betrachten. Es gibt verschiedene Traditionen der Chakrenlehre. Ich möchte mich hier jedoch darauf beschränken, meine Erfahrungen mit den Chakren im Zusammenhang mit dem Handauflegen zu erklären. Beim Handauflegen und durch das, was ich dabei wahrnehme, wurden mir gewisse Zusammenhänge klar. Ebenso haben die Erfahrungen in der Kontemplation zu dem beigetragen, was ich hier ausführe. Ich möchte jedoch betonen, dass ich dies immer nur so darstellen kann, wie ich es jetzt erlebe und wahrnehme.

Beim Lesen dieses Kapitels ist es sinnvoll, sich daran zu erinnern, dass jeder von uns noch bestimmte unbearbeitete Bereiche in sich trägt. Wenn einer dieser ungelösten Bereiche erkannt wird, können wir beobachten, wie wir damit umgehen: Löst dies Mitgefühl in uns aus oder eher Härte und Verurteilung? Tauchen Schuldgefühle auf, oder entsteht ein befreiendes Lächeln auf den Lippen? Erkenntnis und Integration sind wichtige Schritte auf dem Weg zur Heilung unserer Lebensthemen.

Oft leiden Menschen, die krank sind, aufgrund ihrer Krankheit unter Schuldgefühlen. In einigen Büchern heißt es, es liege am eigenen Verhalten, wenn man an einer Krankheit leidet. Manche Menschen, die diese Bücher gelesen haben, glauben, sie wüssten nun genau über die Ursachen von Krankheit Bescheid und könnten kranken Menschen er-

klären, wie sie wieder gesund werden können. Ich bin sehr oft kranken Menschen begegnet, die darüber berechtigterweise verärgert waren. Leichtfertig ein Urteil über andere Menschen zu fällen, zeugt nicht nur von Unwissenheit, sondern auch von Arroganz. Menschen, die schon länger an einer Krankheit leiden, wissen meist selbst am besten über deren mögliche Ursachen Bescheid.
Buddha sagte einmal, dass selbst die am höchsten entwickelten Wesen auf dieser Welt nicht alle Zusammenhänge erkennen können. Er verglich die Welt mit einem Juwelennetz, in dem wir alle miteinander verbunden sind und in dem jeder alle anderen spiegelt.

Das Wort Chakra kommt aus dem Sanskrit und bedeutet Rad. Hellsichtige Menschen können diese sich drehenden Energiezentren sehen, die auch über die Hände wahrnehmbar sind. Beim Handauflegen können die sieben Hauptchakren über die Wirbelsäule und über den Kopf erreicht werden, ebenso auch von der Körpervorderseite, da sie sich wie Trichter nach vorn und nach hinten öffnen. Was als die Aura um den Körper bezeichnet wird, besteht aus vielen Energiekörpern, in denen die mentalen, emotionalen und spirituellen Ebenen des Menschen enthalten sind. Die Chakren durchdringen und verbinden diese Ebenen. Sie nehmen Energie auf und geben Energie ab und sind zudem miteinander verbunden. Ich betrachte sie als das Potenzial des Menschen mit all der darin enthaltenen Komplexität der verschiedenen Schichten.
Bei den meisten Menschen wird ihre Sicht des Lebens hauptsächlich durch die Energie von ein oder zwei Chakren bestimmt. Wenn jemand beispielsweise überwiegend

von der Energie des Solarplexus bestimmt wird – dem Chakra des Verstandes und der männlichen Kraft –, wird er oder sie die Welt vorwiegend rational wahrnehmen. Dann hat seine bzw. ihre Welt eine Logik, denn der Verstand sucht nach Beweisen dafür, wieso die Welt so ist, wie das Bewusstsein sie wahrnimmt. Menschen, die hauptsächlich durch den Verstand beeinflusst werden, sind von ihrer Wahrnehmung der Welt oft sehr überzeugt und stellen diese kaum in Frage. Wenn eine Bewusstseinsveränderung stattfindet – oft ausgelöst durch Schicksalsschläge, die an der festgefügten Sichtweise rütteln und zu einer Erweiterung führen –, kann dies zu unsicheren und krisenhaften Zeiten im Leben führen. Wird das Bewusstsein erweitert, stimmt vieles, was vorher noch stimmig war, plötzlich nicht mehr. Freundschaften, die vorher noch wichtig waren, verlieren an Bedeutung, und gleichzeitig fühlt man sich von Menschen, Büchern und Lehrern angezogen, die einen zuvor nicht interessiert haben. Beginnt dieser Mensch nun die Welt vom Herzen aus zu sehen, wird sie ihm ganz anders erscheinen. Die Logik des Solarplexus stimmt auf einmal nicht mehr. Manchmal versuchen zwei Menschen, die die Welt von verschiedenen Ebenen aus betrachten, miteinander zu kommunizieren. Sie wollen sich gegenseitig davon überzeugen, dass die Welt so ist, wie sie selbst sie sehen. Tatsache aber ist, dass unser Bewusstsein bestimmt, wie wir die Welt sehen. Verschiedene Sichtweisen können nur dann kommuniziert werden, wenn das Herz offen ist. Allein das Herz bietet die Möglichkeit der wirklichen Verständigung zwischen Menschen. Die folgende Abbildung zeigt, dass die Verbindungen aller Chakren durch das Herz laufen.

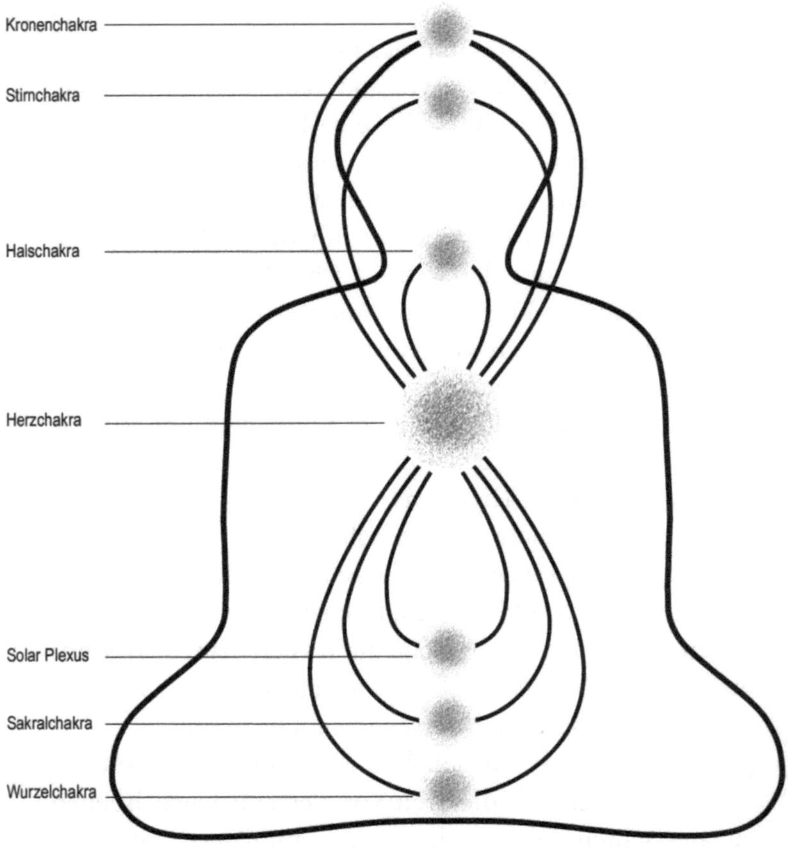

Die sieben Chakren

Wurzelchakra – das erste Chakra

Das Wurzelchakra befindet sich am Damm und ist beim Handauflegen über das Steißbein beziehungsweise an der Körpervorderseite über die Leisten erreichbar. Diesem Chakra wird der Geruchssinn zugeordnet sowie das Blut und die festen Teile des Körpers wie Knochen, Nägel und Zähne. Seine Energie ist für die gesamte Wirbelsäule von besonderer Bedeutung. Deshalb beginnen wir beim Handauflegen immer am Steißbein, dem unteren Ende der Wirbelsäule.

Beim Handauflegen können wir feststellen, dass wir alle sehr viel Energie im Kopfbereich haben und dass diese Energie immer schwächer wird, je weiter wir nach unten kommen. Im unteren Körperbereich liegt vor allem die Energie der Natur. Die Erdenergie ist eine ungeheure Kraft, für die wir uns bewusst öffnen können. Wenn wir uns an einen Baum lehnen, im Sommer auf die Erde legen, bewusst Schritt für Schritt auf der Erde gehen oder mit den Händen in der Erde graben, können wir diese Erdenergie tanken. Aufgrund unserer oft unnatürlichen Arbeitsbedingungen, die uns mit künstlichem Licht von Natur und Erde abschirmen, ist es besonders wichtig, Zeiten in der Natur zu verbringen.

Wir verbrauchen einen großen Teil unseres Energiepotenzials dadurch, dass wir ständig planen oder uns mit Dingen beschäftigen, die längst Vergangenheit sind. Wenn wir damit beginnen, bewusst im Hier und Jetzt zu leben, erhalten wir unmittelbaren Zugang zu unseren Energien. Dies ist nicht nur die wirksamste Art, mit unserer Energie umzugehen, sondern ermöglicht uns zugleich auch, das Leben wirklich bewusst zu leben.

Die Abbildung zeigt, dass das Wurzelchakra mit dem Kronenchakra, dem das göttliche Bewusstsein zugeordnet wird, verbunden ist. Hellsichtige Menschen haben festgestellt, dass sich bei Neugeborenen die Fontanelle erst dann schließt, wenn das Wurzelchakra aktiv ist, das heißt, wenn das Kind wirklich auf der Erde inkarniert und angekommen ist. Je jünger Kinder sind, desto mehr ist für sie die geistige Welt noch die Realität. Allmählich fällt der Schleier des Vergessens, und die Kinder werden sich zunehmend ihrer Umgebung gewahr.

Einmal kam eine Mutter mit ihrem dreijährigen Kind, bei dem sich die Fontanelle nicht geschlossen hatte, zum Handauflegen zu mir. In der Folge begann die Mutter bei dem Kind die Hände auf Steißbein und Unterbauch aufzulegen, und innerhalb weniger Wochen hatte sich die Fontanelle geschlossen.

Die Wirbelsäule ist auch deshalb von zentraler Bedeutung, weil es sich bei ihr um unseren Hauptenergiestrang handelt. Wenn Menschen zum Handauflegen kommen, lege ich nach dem Gebet stets zuerst die Hände auf die Wirbelsäule. Ich beginne am Wurzelchakra und bewege mich dann langsam nach oben (siehe auch »Aus der Praxis«).

Wenn Menschen Probleme mit den Geschlechtsorganen oder der Blase haben, erreiche ich diese Organe am besten über Steißbein und Sakralbereich. Oft fühlen sich Menschen in der Bauchlage geschützter, und ich kann diese Organe sehr gut vom Rücken aus behandeln.

Sakralchakra – das zweite Chakra

Für mich gehört beim Handauflegen das Sakralchakra zu den wichtigsten Stellen. Wir erreichen es mit den Händen am Sakral-Lendenwirbel-Bereich und am Bauch unterhalb des Nabels. Die beiden unteren Chakren lassen sich zudem auch über die Leisten erreichen. Dem Sakralchakra werden die Geschlechtsorgane, die gesamten Beckenorgane, der Darm, der Kreuzbein-Lendenwirbel-Bereich sowie der Geschmackssinn zugeordnet. Den beiden unteren Chakren werden das Triebhafte und die Instinkte in uns zugeschrieben, die uns das Leben hier auf der Erde ermöglichen. Diese Energie verbindet uns auch mit der Tierwelt. Es handelt sich dabei um eine ungeheure Kraft. Fortpflanzung und Sexualität gehören dazu. Menschen, die in diesem Chakra viel Kraft haben, ist eine natürliche Lebendigkeit zu eigen, und sie zeichnen sich durch ein grundsätzliches Ja zum Leben aus. Diese Energie existiert unabhängig davon, ob Menschen in einer sexuellen Beziehung leben oder nicht.

Beim Handauflegen stelle ich immer wieder fest, dass die meisten Menschen an dieser Stelle mehr oder weniger blockiert sind. Eine einleuchtende Erklärung hierfür erhielt ich einst von einem japanischen Meister. Dieser sah den Grund darin, dass der Mensch sich eines Tages als Ausdruck seiner Bewusstseinsentwicklung aufrichtete und fortan aufrecht zu gehen begann. Mit dem Vermögen zur Reflexion und durch unser Bewusstsein haben wir mehr Möglichkeiten entwickelt als Tiere. Betrachten wir die Abbildung auf Seite 84, sehen wir, dass das Sakralchakra mit dem Dritten Auge verbunden ist. Unsere Bewusstseinserweiterung durch das Gehirn ist also mit dem Sakralchakra verbunden. Das bedeutet, dass unsere Grundlebenskraft mit unserem Bewusstsein in Verbindung steht. Ich habe festgestellt, dass bei den meisten Kindern die erste Blockade im Sakralchakra entsteht. Hier werden alle unsere frühen Erfahrungen gespeichert. Die Erfahrungen, die wir im Mutterleib, bei der Geburt und in den ersten Wochen und Monaten des Lebens machen, haben entscheidenden Einfluss auf uns. Die Lebensthemen, die hier angelegt werden, beeinflussen fortan unser Leben. Da eine Erziehung aufgrund dessen, was die Eltern selbst mitbringen, niemals fehlerlos sein kann, entstehen im Kindesalter Muster und Verhaltensweisen, die bis ins hohe Alter Auswirkungen haben können. In diesem Bereich geht es ganz wesentlich um das Thema Vertrauen. Vielleicht hatten wir in unserer Kindheit das Glück, dass uns Grundvertrauen vermittelt werden konnte. Dies hat zur Folge, dass wir in neuen Situationen zwar Angst verspüren können, das vorhandene Urvertrauen wird jedoch dafür sorgen, dass diese Angst unsere Entwicklung nicht blockiert. Konnte uns dieses Urvertrauen hingegen nicht vermittelt werden, wird uns das daraus entstehende Leid möglicherweise zu einem Therapeuten führen, um die Themen der Kindheit aufzuarbeiten. Leidvolle Erfahrungen bergen oft die Gelegenheit in sich, uns für etwas zu öffnen, das uns bis dahin verschlossen und unbekannt war. Wenn wir uns auf den spirituellen Weg begeben, beginnen wir nach und nach auf etwas zu vertrauen, das in uns und in allem ist, ohne sichtbar zu sein. Wir beginnen zu erkennen, dass alles so, wie es in diesem Moment ist, vollkommen ist. Wir beginnen uns für den jetzigen Augenblick und dessen unendliche Fülle zu öffnen. Wir erkennen, dass sich alles im Wandel befindet, und geben uns mit weniger Widerstand dem Fluss des Lebens anheim.

Je mehr wir erkennen, dass es etwas gibt, auf das wir wirklich vertrauen können – das Göttliche –, desto unabhängiger werden wir von Menschen und Situationen. Das macht uns zugleich beziehungsfähiger, weil wir uns selbst als tief im Göttlichen verwurzelt erleben. Das Sakralchakra ist also nicht nur der Speicher der Erfahrungen, die wir im Hinblick auf Vertrauen auf der menschlichen Ebene gemacht haben, sondern es enthält durch seine Verbindung mit dem Dritten Auge auch das Wissen und das Bewusstsein vom Göttlichen. Daher kann die Öffnung für das Göttliche immer wirkliches Vertrauen ermöglichen, selbst wenn die Erfahrungen in der Kindheit der Vertrauensbildung nicht förderlich waren. Es handelt sich dabei um ein Vertrauen, das nicht auf dem unbeständigen Boden unserer Vorstellungen und Erwartungen basiert, sondern auf dem Göttlichen, in welcher Form auch immer es sich gerade offenbart.

Dieses Energiezentrum im Sakralbereich ist beim Handauflegen also von großer Wichtigkeit. Vor allem bei Kindern kann sehr viel passieren, wenn Eltern ihnen hier die Hände auflegen. Viele Geschehnisse, die vielleicht in der Schwangerschaft, bei der Geburt oder in der ersten Lebensphase nicht ganz ideal verliefen, können dadurch wieder in Ordnung gebracht werden. Durch das Gebet und die Berührung vermittelt die Mutter oder der Vater dem Kind Vertrauen in eine höhere Kraft und in menschliche

Beziehungen. Bei vielen Kindern, die unter Allergien, Bettnässen, Angst und Unruhe litten, konnte Linderung oder Symptomfreiheit erreicht werden, als die Mütter begannen, am Sakralchakra die Hände aufzulegen (siehe auch »Handauflegen bei Kindern«, Seite 123«).
Auch bei Erwachsenen ist diese Stelle von großer Bedeutung. Viele Menschen haben Probleme mit der unteren Wirbelsäule. Das Handauflegen an dieser Stelle führt zu Entspannung und sorgt für Vertrauen. Manchmal ist sogar eine Verschiebung der Wirbel wahrzunehmen, wenn wir die Hände auf oder über die Wirbelsäule halten, selbst wenn wir den Körper kaum oder gar nicht berühren. So kann eine Öffnung im Menschen stattfinden – und diese Öffnung kann auf der geistigen, emotionalen oder mentalen Ebene geschehen und bis ins Physische reichen. Daher ist das Sakralchakra für mich von fundamentaler Bedeutung. Bei Kindern ist es oft die einzige Stelle, deren Behandlung notwendig ist. Erwachsene erleben die Behandlung dieser Stelle meistens als sehr angenehm, da dies Geborgenheit und Halt vermittelt.

Solarplexus – das dritte Chakra

Auf der physischen Ebene ist die Kraft des Solarplexus für Magen, Bauchspeicheldrüse, Leber, Milz und Nieren sowie die in dieser Höhe befindlichen Wirbel zuständig. Im Bereich der Sinnesorgane ist der Solarplexus für den Sehsinn zuständig. Der Solarplexus, den wir auch das

Sonnengeflecht nennen, liegt oberhalb des Nabels. Menschen, die hier viel Kraft haben, besitzen einen natürlichen Schutz, denn diese Kraft wirkt wie ein Puffer. Wer an dieser Stelle wenig Kraft hat, wird eher die Energien, Gefühle und Stimmungen anderer Menschen aufnehmen. Deshalb ist die Stärkung dieses Chakras für Menschen, die einen helfenden Beruf ausüben, sehr wichtig. Denn schwache oder kranke Menschen nehmen aufgrund ihrer eigenen Schwächung Energie von anderen Menschen auf. Dies geschieht nicht bewusst, sondern erfolgt auf der energetischen Ebene als natürlicher Ausgleich. Wenn wir das Gefühl haben, dass manche Menschen uns auslaugen, liegt dies nicht an diesen Menschen. Es geschieht einfach, was immer geschieht – es findet ein Ausgleich von Energie statt. Das Problem entsteht dann, wenn wir selbst nicht über genügend Energie im Solarplexus verfügen, denn wir benötigen ausreichend Energie, um die Aufgaben zu bewältigen, die wir uns im Leben ausgesucht haben. Wenn wir im Solarplexusbereich zu schwach sind, werden wir das Gefühl haben, dass Menschen oder Situationen uns Kraft rauben.

Die große Frage im Zusammenhang mit dem Solarplexus lautet daher: »Was nährt mich, was gibt mir Energie, was tut mir gut?« Jeder wird diese Frage ganz individuell für sich beantworten müssen. Es gibt jedoch Dinge, die uns wirklich alle nähren: vernünftiges Essen und Trinken, frische Luft und Natur, ausreichend Ruhe und Schlaf, genügend Bewegung. Den meisten Menschen im Westen sind diese Ressourcen zugänglich. Beim Einzelnen kommen dann noch Bedürfnisse wie Meditation, Musik, Bücher, Kunst und anderes hinzu.

Die Solarplexusenergie liegt daher hauptsächlich in unserer eigenen Verantwortung. Wir entscheiden selbst darüber, ob wir so für uns sorgen, dass in unserem Leben genügend von dem vorhanden ist, was uns wirklich nährt. Niemand anderes kann die Verantwortung für das, was uns nährt, übernehmen.

Geschwächt wird der Solarplexus durch Dauerstress, Hektik und das Gefühl, ein Opfer zu sein. Die Solarplexuskraft ist sowohl bei Männern als auch bei Frauen eine männliche Kraft (die weibliche Kraft wird eher dem Sakralchakra zugeschrieben). Sie ermöglicht es uns, Entscheidungen zu treffen, Klarheit auszustrahlen und ein klares Ja oder Nein auszusprechen. Ist die Solarplexuskraft schwach, ist es schwer, Entscheidungen zu fällen und sich aus einer unguten Situation zu befreien. Wenn eine Lebenssituation einen Menschen nicht nährt, wird der Solarplexus geschwächt, was wiederum dazu führt, dass er entscheidungsschwach wird. Dadurch entsteht ein Teufelskreis, dem nur schwer zu entkommen ist. Dies macht es oft gerade missbrauchten Menschen schwer, sich aus der schmerzvollen Situation zu befreien.

Auch Dauerstress schwächt den Solarplexus. Da der Solarplexus mit dem Sehsinn verbunden ist, sehen wir schlechter, wenn wir erschöpft sind. Mit etwas Anspannung kommen wir alle zurecht, doch anschließend brauchen wir auch Zeiten der Entspannung, damit wieder Energie in den Solarplexus gelangen kann. Bei Müttern mit chronisch kranken oder behinderten Kindern ist auffällig, wie wenig Kraft sie im Solarplexus haben. Da sie meist ihre eigenen Bedürfnisse vernachlässigen, kommt es zur Schwächung und dadurch zu einer Art Dauererschöpfung. Es ist tatsächlich schwierig, sich in einer solchen Situation als Mutter um die eigenen Bedürfnisse zu kümmern. Gerade deshalb ist es jedoch wichtig, regelmäßig etwas für sich selbst zu tun, um das eigene Energiefeld zu stärken. Übungen aus dem Yoga, Qi-Gong oder Tai-Chi helfen, das Energiefeld zu harmonisieren und den Solarplexus zu stärken. Wer keinen Zugang zu diesen östlichen Traditionen findet, kann auch durch regelmäßige lange Wanderungen an der frischen Luft oder andere körperliche Aktivitäten die gleiche Wirkung erzielen. Wichtig ist, dass wir Verantwortung übernehmen und etwas für unsere Energie tun – am besten regelmäßig und vorbeugend und nicht erst, wenn wir vollkommen erschöpft sind.

Dem Solarplexus werden Verstand und Kontrolle zugeordnet. Während die beiden unteren Chakren eher mit dem Instinktiven und Triebhaften in Verbindung stehen, verfügen wir im Solarplexus über die Energie und das Bewusstsein, unsere Triebe zu kontrollieren. Dies kann auf positive Weise eingesetzt werden und ist in unserem sozialen Zusammenleben von großer Bedeutung. Zu den Themen des Solarplexus gehören aber auch Angst und Machtkämpfe. Wenn der Wunsch nach Kontrolle auf Angst basiert, kann dies sehr destruktive Wirkungen haben.
Wenn Kontrollsucht und Angst wichtige Themen eines Menschen sind, kann sich beim Handauflegen dessen Zwerchfellbereich sehr eng anfühlen. Beim Auflegen der Hände links und rechts neben dem Solarplexus ist häufig ein Energiestau wahrnehmbar. Machtkämpfe zwischen den Eltern können sich auch auf ihre Kinder übertragen. Die Kinder versuchen dann ausgleichend zu wirken und

spannen den Bauch an, was eine Blockade im Solarplexus zur Folge hat. Dies kann bei Kindern etwa ab dem vierten Lebensjahr auftreten. Sie sagen dann häufig, dass ihnen übel sei. Hier wäre es wichtig herauszufinden, ob es autoritäre Menschen gibt, vor denen sie Angst haben. Bei Kindern und Erwachsenen kann auch Eifersucht ein Grund für Probleme im Solarplexus sein. Ebenso kann der Solarplexus durch einen Schock geschwächt werden. Dies wurde mir vor vielen Jahren klar, als ich in England mit einer Wandergruppe unterwegs war. Wir zelteten weit abseits von jeder Zivilisation, als einer Frau der Spirituskocher umfiel. Instinktiv hielt sie schützend ihre Hände vor das Gesicht und erlitt dabei Verbrennungen an den Händen. Als ich ihr die Hände auflegte, fiel mir auf, dass sich ihr Solarplexus vollkommen leer anfühlte, und so behandelte ich nicht nur die verletzten Hände, sondern auch ihren Solarplexus. Ein ähnliches Phänomen stellte ich kurz darauf bei einer Bekannten fest, die soeben eine Beziehung beendet hatte. Ganz vernünftig erklärte sie mir, dass dies für alle Beteiligten das Beste gewesen sei. Sie fragte mich, ob ich ihr die Hände auflegen würde. Dabei nahm ich das gleiche Gefühl der Leere im Solarplexus wahr, das ich einige Wochen zuvor bei der Frau mit den verbrannten Händen empfunden hatte. Ich sagte zu ihr: »Ich kann mir vorstellen, dass diese Trennung ein großer Schock für dich war.« Daraufhin brachen die Gefühle und Tränen aus ihr heraus, und sie konnte erzählen, wie es ihr wirklich ging. Wir laufen zwar oft mit einer Maske durch das Leben, doch unsere Energie ist so, wie sie gerade ist, und täuscht nichts vor.

Auch Menschen, die trauern, stehen unter Schock. Oft erleben sie sich in diesen Zeiten als völlig energielos. Stirbt jemand, der uns nahesteht, bedeutet dies immer einen Schock, selbst wenn wir bereits seit langem wussten, dass dieser Mensch sterben wird. Der Tod ist ein Mysterium, und wenn wir mit ihm konfrontiert werden, erschüttert er uns. Wenn Trauernde offen für das Handauflegen sind, ist anzuraten, die Hände entweder vorn oder hinten auf den Solarplexus zu legen, damit die Energie in diesem Bereich wieder in Fluss kommt.
Legen wir Menschen die Hände auf, die sich von einer Operation erholen, ist es wichtig, den Solarplexus einzubeziehen. Ebenso kann, nachdem bei einem Unfall Erste Hilfe geleistet wurde, die Zeit bis zum Eintreffen des Krankenwagens gut genutzt werden, indem wir im Gebet sind und eine Hand auf den Rücken oder den Solarplexus des Unfallopfers halten. Es gibt also zahlreiche Situationen, in denen das Wissen um den Zusammenhang zwischen Schock und Solarplexusenergie zum Einsatz kommen kann.

Auch das Thema Sucht würde ich dem Solarplexus zuordnen. Bei Sucht geht es um »Ersatznahrung« – es wird nach etwas verlangt, das aber nicht satt macht, woraufhin das Verlangen immer stärker wird. Der Priester und Schriftsteller Ernesto Cardenal schreibt in seinem Buch *Von der Liebe* über den Zusammenhang von Suche und Sucht und kommt zu dem Schluss, dass unsere eigentliche Sehnsucht allein durch Gott gestillt werden kann. Alles andere wird uns nur kurze Zeit satt machen, bis schließlich unsere Sehnsucht nach Gott gestillt wird.

Ist der Solarplexus eines Menschen schwach, verfügt er über wenig Willenskraft. Wenn Menschen von Alkohol oder Drogen abhängig sind, schwächen diese Substanzen insbesondere die Organe des Solarplexus. Auch hier entsteht ein Teufelskreis, denn je mehr die Organe angegriffen sind, desto weniger Willenskraft ist im Solarplexus vorhanden und desto weniger Kraft besitzt der Mensch, um sich von seiner Sucht zu lösen.

Der Solarplexus ist eines der drei Willenszentren. Ihm wird unsere persönliche Willenskraft zugeschrieben. Die Erzählungen von vielen weisen Menschen machen deutlich, welch große persönliche Willenskraft sie besaßen, um das zu leben, was in ihnen war. Auch die Geschichten von Jesus lassen erkennen, welch ausgeprägte Willenskraft er hatte. Er konnte Menschenmassen bewegen und sich zugleich immer wieder in die Stille und das Gebet zurückziehen. Er benötigte diese Kraft, die ihn schließlich am Ende dazu befähigte, zu sagen »Dein Wille geschehe«. Dieses »Dein Wille geschehe« erfolgte nicht aus Schwäche heraus, sondern aus Kraft, Liebe und Einsicht. Wir brauchen also eine starke Kraft im Solarplexus und damit einen starken persönlichen Willen, um bewusste Entscheidungen treffen und unseren Willen dem Ganzen zur Verfügung stellen zu können.

Herzchakra – das vierte Chakra

Dem Herzchakra werden auf der physischen Ebene Herz, Thymusdrüse, Lungen, Schultern und Hände sowie der Tastsinn zugeordnet. Ist das Herzchakra offen, sind Freude, Liebe und Dankbarkeit vorhanden.

In der Abbildung auf Seite 84 ist zu sehen, dass das Herz das Zentrum des Chakrensystems bildet. Wenn das Herz offen ist, hat dies Auswirkungen auf alle Bereiche unseres Lebens. Mit Herzensenergie wird der Umgang mit der Sexualität und dem Triebhaften in uns viel mehr von Liebe bestimmt sein. Diese Herzensenergie wird ebenso unseren Verstand und die Entscheidungen aus dem Solarplexus beeinflussen. Auch unsere Ausdrucksweise und die Energie des Halschakras werden von Liebe geprägt sein. Unsere spirituellen Erfahrungen, die dem Stirn- und Scheitelchakra zugeordnet werden, finden durch die Herzensenergie ihre Umsetzung in unserem täglichen Leben. Spirituelle Erfahrungen führen jedoch nicht zwangsläufig zur Aktivierung der Herzenskraft. Es ist tatsächlich möglich, auch ohne Herzenskraft diese Bereiche zu leben. Obwohl man vielleicht annehmen würde, dass Herzenskraft in das Leben einfließt, wenn jemand eine spirituelle Erfahrung macht, muss dies nicht der Fall sein. Es kamen schon Menschen zum Händeauflegen, die jahrelang meditiert und große Erfahrungen in diesem Bereich hatten, und dennoch war ihr Leben nicht von Liebe geprägt, vor allem was die Liebe zu sich selbst betraf. Oft waren diese Menschen sich selbst gegenüber unerbittlich und zeichneten sich durch große Disziplin und eine harte Praxis aus. Das

Handauflegen mit der achtsamen, liebevollen Berührung ließ sie das Gefühl erfahren, völlig angenommen zu sein, und zwar genau so, wie sie gerade waren. Diese Erfahrung ließ ihr Herz weich werden und sie erfuhren Mitgefühl für sich selbst und dadurch auch für alle Menschen, die in ihrem Herzen sich selbst gegenüber hart sind.

Wenn Menschen mit Herzproblemen zu mir kommen, fällt mir beim Handauflegen auf, dass deren Schultern meist sehr angespannt sind. Deshalb ist es wichtig, dass wir, ehe wir mit den Händen über das Herz gehen, die Schultern nacheinander zwischen unsere Hände nehmen und anschließend die Hände links und rechts des Solarplexus halten. Hier liegt das Zwerchfell, in dem bei Bluthochdruck und Herzproblemen oft sehr große Anspannung vorhanden ist. Erst dann streichen wir mit etwas Abstand vom Körper mit langsamen Strichen von oben nach unten über das Herz (siehe auch »Aus der Praxis«).

Wenn wir Herzprobleme haben, könnte es sich lohnen, sich die Frage zu stellen, wie es mit der Liebe zu uns selbst aussieht. Menschen mit Herzproblemen sehen oft ihre Daseinsberechtigung darin, sehr viel leisten zu müssen. Darüber vergessen sie leicht, sich um ihre eigenen Bedürfnisse zu kümmern und für sich selbst liebend zu sorgen.

Wir Menschen haben nicht nur die Möglichkeit zur persönlichen Liebe, sondern auch zur bedingungslosen Liebe, die unabhängig von Situationen und Menschen existiert. Es gibt Biographien und Zeugnisse von Menschen, die unter den grausamsten Bedingungen in dieser Liebe sein konnten. Diese Menschen leben uns vor, dass die Kraft zur Liebe in uns allen angelegt ist. In manchen Traditionen spricht man davon, dass bei ihnen das zweite Herz – das spirituelle Herz – aufgegangen sei.

Wenn wir unser Potenzial hier auf Erden leben wollen, ist unser Herz das Wichtigste. Es bedarf daher unserer grundsätzlichen Entscheidung: Möchte ich mit offenem Herzen durch das Leben gehen oder nicht? Menschen, die Nahtoderfahrungen hatten, vermitteln uns ebenso wie sterbende Menschen, dass es im Leben vor allem um die Liebe geht. Alles andere ist von zweitrangiger Bedeutung.

Aufgrund von Verletzungen in jungen Jahren haben viele von uns ihre Herzen verschlossen, um sich zu schützen. Dies geschieht insbesondere in der Pubertät – und das ist auch teilweise erforderlich, denn dies gehört oft zum Ablösungsprozess dazu. Problematisch wird es, wenn wir in der Lebensmitte oder sogar noch später feststellen müssen, dass das Herz immer noch verschlossen ist. Dann entsteht das Gefühl, nicht wirklich zu leben, abgetrennt zu sein und wenig oder gar keine Freude zu erfahren. Um das Herz öffnen zu können, brauchen wir das Vertrauen aus dem Sakralchakra und die Klarheit und Entscheidungskraft aus dem Solarplexus. Häufig gehört eine bewusste Entscheidung dazu, das Herz zu öffnen. Gurdjieff nannte dies, »der Freude zu folgen«, um uns vom Leid fortzubewegen.

Die Botschaft des Christentums ist die Überwindung des Leides durch die Auferstehung. Auch im Buddhismus wird das Leid als eines der Daseinsmerkmale des Lebens erkannt, und Buddha zeigt Wege auf, die aus dem Leid führen. Dies bedeutet keineswegs, dass wir nicht auch weiterhin Schmerz, Krankheit und Schicksalsschläge erfahren werden. Es bedeutet vielmehr, dass unsere Grundstimmung leicht ist und Freude beinhaltet. Wir werden Trauer, Schmerz, Wut und Angst so lange erfahren, wie sie in uns sind. Wenn wir sie zulassen können und uns selbst Mitgefühl entgegenbringen, gelingt es uns immer wieder, zu einer positiven Grundhaltung zurückzukehren, die Liebe zu uns selbst und zu anderen beinhaltet.

Die Entscheidung zu lieben hat nichts mit Erwartungen an andere Menschen zu tun. Wir können unser Herz immer für den Menschen öffnen, der gerade vor uns ist. Wir können, wenn wir in liebendem Kontakt mit uns selbst sind, immer darüber bestimmen, wie groß der Abstand zu einem Menschen sein muss, damit Liebe und Wohlwollen möglich sind. Wenn wir die Entscheidung getroffen haben, uns für die Liebe zu öffnen, beginnen wir auch die Muster zu erkennen, die dies zu verhindern suchen. Vielleicht erkennen wir, dass wir mitunter manipulieren und kontrollieren wollen, um Liebe und Anerkennung zu erhalten. Vielleicht erkennen wir auch, dass wir uns durch das Festhalten am Leid so manche Vorteile erhoffen. Wir können uns ehrlich fragen, ob wir bereit sind, diese Muster hinter uns zu lassen und uns in Richtung Liebe zu bewegen. Vielleicht brauchen wir hierfür eine Therapie oder eine spirituelle Begleitung. Wenn wir beginnen, liebevoll mit uns umzugehen, werden wir uns die Hilfe holen, die wir brauchen, um den Weg des Herzens gehen zu können.

Halschakra – das fünfte Chakra

Dem Halschakra werden auf der physischen Ebene Schilddrüse, Hals, Nacken und Ohren sowie der Hörsinn zugeordnet. Dieses Energiezentrum hat mit unserer Mitschöpferkraft, unserem Ausdruck und unserer Fähigkeit zur Kommunikation zu tun. Das spirituelle Thema lautet hier ICH BIN.

Das Halszentrum ist mit dem Solarplexus verbunden. Meiner Erfahrung nach haben Menschen, die Probleme im Halszentrum haben – etwa Schilddrüsenprobleme –, oft auch einen geschwächten Solarplexus. Hier wäre es sinnvoll, die Themen des Solarplexus anzuschauen und zu bearbeiten (Angst, Dauerstress, Erschöpfung, Hektik usw.).

Durften wir als Kinder nicht sagen, was uns wichtig war, und war es uns nicht erlaubt, uns auszudrücken, werden Zeit und Übung notwendig sein, um die Energie im Halschakra wieder frei fließen zu lassen. Haben wir uns daran gewöhnt, alles zu schlucken, anstatt so zu reden und zu handeln, wie es uns gemäß wäre, gilt es, die Angst zu erkennen, die dahintersteckt, und immer wieder die Chance wahrzunehmen, unsere Wahrheit auszusprechen und zu leben. Ist es hingegen unsere Angewohnheit, einfach mit allem herauszuplatzen, könnte unsere Übung darin bestehen, die »vier Filter« einzubauen und uns zu fragen:

1. Ist das, was ich sagen will, notwendig?
2. Ist es wahr?
3. Ist es freundlich?
4. Ist es besser als die Stille?

Während dem Solarplexus der persönliche Wille zugeordnet wird, ist das bestimmende Thema des Halszentrums »Dein Wille geschehe«. Wir akzeptieren alles, was uns als Erfahrung begegnet, und lassen unseren eigenen Willen in Einklang kommen mit dem, was ist. Das, was zuvor vielleicht als Suche und als Kampf erlebt wurde, transformiert sich mit der Zeit so in ein Annehmen des Augenblickes, wie er gerade ist. Um immer wieder in diese Haltung zu gelangen, sind die Kraft und das Vertrauen aus den unteren Chakren, die Klarheit und Entscheidungskraft im Solarplexus und die Hingabe des Herzens notwendig. Je nach Biographie bedarf es bei manchen Menschen erst einmal der Ausbildung der eigenen persönlichen Willenskräfte und bei anderen der Ausbildung der Kräfte von Zurückhaltung und Einsicht, um sich in dieses radikale »Dein Wille geschehe« hineinzubegeben.

Im Herzchakra ist die Möglichkeit angelegt, dass sich das spirituelle Herz öffnen kann. Hier beginnen wir von der spirituellen Ebene aus zu wirken. Die beiden Kopfchakren sind mit spirituellem Bewusstsein verbunden. Das Halschakra, das zwischen Herz und Kopf liegt, beinhaltet das Potenzial, dieses spirituelle Bewusstsein zum Ausdruck zu bringen. Je nach Bewusstseinsstand der zwei Kopfchakren werden wir hier wahrnehmen, wer wir sind.
Setzen wir uns mit dem Thema ICH BIN auseinander, werden wir vielleicht feststellen, dass wir nicht die Rollen sind, die wir zu bestimmten Zeiten spielen. Wir werden merken, dass wir viel mehr und viel weiter sind, als wir im Alltag bewusst wahrnehmen können. Wenn wir dies erahnen, fällt uns vielleicht auch auf, wie oft wir uns selbst ein-

schränken. Aufgrund unserer Erziehung haben wir feste Regeln gelernt, und oft fällt es uns schwer, in der fließenden Art zu leben, die uns tatsächlich entspräche.

Dem Halschakra werden Ausdruck und Schöpferkraft zugeordnet. In ihm drücken wir aus, was wir sind. Wenn das Bewusstsein der beiden Kopfchakren erkennt, dass es nichts außerhalb von Gott gibt, beginnen wir als bewusste Mitschöpfer zu handeln. In der christlichen Tradition heißt es, dass wir alle »Kinder Gottes« sind. Und dies sind wir, ob es uns bewusst ist oder nicht. Je mehr uns dies bewusst wird, desto wacher werden wir dafür sein, ob wir unser Potenzial als Mensch leben oder nicht.

Als der Benediktiner und Zenmeister Willigis Jäger einmal von einer jungen Journalistin nach seinem Lebensmotto gefragt wurde, antwortete er: »Ganz Mensch zu sein«. Diese Aussage ist eine radikale Bejahung von Körper, Seele und Geist, so wie diese gerade sind, mit all den dazugehörigen Stärken, Schwächen und Eigenarten – Menschsein wird so zum Ausdruck Gottes.

Dem Halschakra wird auch das Hören zugeordnet – nicht nur das physische Hören, sondern auch das Hören nach innen. Wenn wir beginnen, nach innen zu horchen und unserer inneren Stimme zu folgen, beginnen wir unser Potenzial auszudrücken. Wir sind alle durch unsere Kultur und Erziehung konditioniert, aber es gibt etwas in uns, das jenseits aller Konditionierung liegt. Je mehr wir den Weg nach innen gehen, desto weniger wird das, was wir leben, von Glaubenssätzen und Vorstellungen geprägt sein. Als der große indische Lehrer Krishnamurti einst gefragt wurde, wie wir mit unseren Konditionierungen umgehen sollten, sagte er: »Erkennen, erkennen, erkennen, erkennen ...«

Beginnen wir unsere Konzepte und Vorstellungen als das zu erkennen, was sie sind – als Wünsche, wie etwas zu sein oder nicht zu sein hat –, und sie in Frage zu stellen, fangen wir an, die Käfige in uns zu sprengen. Der Raum des Nichtwissens kann befreiend sein, wenn wir uns der Tatsache stellen, dass fast alles, was wir zu wissen meinen, nur das ist, was ein anderer gesagt oder geschrieben hat.
So, wie wir sind, sind wir in dieser Welt Mitschöpfer, ob uns dies bewusst ist oder nicht. Indem wir anfangen, uns für unser Potenzial zu öffnen, beginnen wir ein erfülltes Leben zu leben. Wir bejahen unser eigenes Leben mit allem, was dazugehört. Wir lassen uns von anderen inspirieren, aber wir brauchen niemanden nachzuahmen. In unserer Einzigartigkeit sind wir alle miteinander vernetzt. Es kann lohnend sein, sich einmal bewusst zu machen, wie abhängig wir voneinander sind, allein schon im Hinblick auf unsere körperlichen Bedürfnisse – unsere Nahrung, unsere Kleidung, unseren Schutz vor dem Wetter. Beginnen wir uns damit zu beschäftigen, entsteht ein Gefühl von Unterstützung, Zusammengehörigkeit und Dankbarkeit. Jeder Mensch ist ein einzigartiger Ausdruck des Ganzen. Wir brauchen einander, um das Potenzial in uns auszudrücken. Wenn Menschen zum Handauflegen zu uns kommen, tragen sie dazu bei, auszudrücken, was in uns ist. Während sie sich auf der Liege entspannen, sind die Einzigartigkeit und die Einmaligkeit dieser Menschen wahrnehmbar. Beginnen wir mit Augen der Liebe und des Mitgefühls zu sehen, erkennen wir, dass jeder Mensch auf seine ganz eigene Art und Weise Schönheit und Würde besitzt.

Nicht jeder eine Weise.
Nicht alle eine Weise.
Noch jeder jede Weise.
Noch eines jeden Weise.
(Meister Eckehart)

Drittes Auge – das sechste Chakra

Dem Dritten Auge wird die Hypophyse, die Kraft der Konzentration, Intuition und Weisheit zugeordnet. So wie die beiden unteren Chakren in enger Verbindung stehen, ist dies auch bei den beiden Kopfchakren der Fall, da sie gemeinsam für das Gehirn zuständig sind.

Auf der christlich-spirituellen Ebene wird das Dritte Auge dem Christus- bzw. Sohnaspekt Gottes zugeschrieben, das Kronen- oder Scheitelchakra dem Vateraspekt. In der Chakrentradition ist das Dritte Auge nach dem Solarplexus (persönlicher Wille) und dem Halszentrum (Dein Wille geschehe) das dritte Willenszentrum. Beim Dritten Auge – auch Stirnchakra genannt – geht es um das Bündeln der Erkenntnisse und die Möglichkeit der Konzentration. Der persönliche Wille und die Hingabe des »Dein Wille geschehe« bekommen hier die Kraft, die notwendig ist, um das umzusetzen, was an Erkenntnissen gewonnen wurde. Bei der Weisheit und Intuition des Dritten Auges handelt es sich um ein Wissen, das jenseits des Verstandes und der darin enthaltenen Polaritäten liegt. Weisheit und Intuition haben unmittelbar mit Erfahrung zu tun – sie

können nicht aus Büchern oder aus Erzählungen anderer erlernt werden. Je mehr wir damit beginnen, Gedanken, Konzepte und Vorstellungen wahrzunehmen, zu erforschen und in Frage zu stellen, desto mehr verlieren sie ihre Macht über uns. Was bislang als ein festes Weltbild erschien, beginnt sich aufzulösen. Damit kann sich das, was dahinter ist – das Unantastbare und Unveränderliche – nach und nach offenbaren. Das klare Auge beginnt zu sehen, wie es der folgende Text aus dem Matthäus-Evangelium 6,22 ausdrückt.
»Das Auge ist das Licht des Leibes. Wenn dein Auge klar ist, so wird dein ganzer Leib licht sein. Wenn aber dein Auge trübe ist, so wird dein ganzer Leib trübe sein.«

Öffnet sich das Dritte Auge, offenbart sich in uns die Realität, die wir Gott nennen. Es wird licht. Meditation und Kontemplation können uns dabei helfen, zu dieser Erkenntnis zu gelangen. Wenn wir beobachten, wie die Gedanken und Gefühle kommen und gehen, wird deutlich, dass »etwas« – wir können es Bewusstsein nennen – all dies wahrnimmt. Wir erkennen, dass wir nicht die Gedanken oder Gefühle sind, weil sonst kein Beobachter da wäre, der sie wahrnehmen könnte. Etwas nimmt auch den Verstand wahr, wie er plant, sich erinnert, urteilt. Etwas nimmt die Emotionen wahr. Etwas nimmt wahr, was durch die Sinnesorgane gesehen, gehört, gespürt, gefühlt oder gerochen wird. In der Tradition des Advaita (Nicht-Zwei-Sein) des indischen Philosophen Shankara wird oft die Frage verwendet »Wer bist Du?«, um Suchende immer weiterzuführen, bis der Verstand nicht mehr antworten und sich dadurch die dahinterliegende Realität offenbaren kann. In dieser Realität gibt es keine Geburt und keinen Tod. Es handelt sich um etwas, was immer war, immer ist und immer da sein wird – etwas Unveränderliches, das alles Veränderliche in sich enthält.

Als Ramana Maharshi (1879–1950), der die Advaita-Tradition fortsetzte und in Indien als Heiliger verehrt wird, im Sterben lag, sagten seine Jünger verzweifelt zu ihm: »Geh nicht, verlasse uns nicht.« Er antwortete ihnen: »Wohin soll ich gehen?«

Je klarer das Auge ist, desto deutlicher wird das erkannt, was wir wirklich sind – das Unsterbliche. Wiederum können wir nichts tun, um diese Erkenntnis zu erlangen. Sie wird uns geschenkt – es ist Gnade. Und doch werden wir, wenn wir das Verlangen in uns haben, Gott in uns zu erfahren, einen Weg finden, der uns dorthin führt. Wir suchen vielleicht nach einer spirituellen Lehrerin oder einem Lehrer, die uns dabei weiterhelfen können. Vielleicht sitzen wir viele Stunden auf einem Meditationskissen vor einer weißen Wand. Wir lernen, ohne Ablenkungen einfach das wahrzunehmen, was in uns ist. Wir setzen uns der Todesangst aus, die entsteht, wenn sich das Ego für Augenblicke auflöst. Durch diese Erfahrungen erkennen wir, dass alles, an dem wir uns festhalten, nur Konstrukte des Verstandes sind. Es ist, als ob uns etwas, das in uns ist, zu diesen Erfahrungen treiben würde. Wir können nicht anders, als diesem Etwas zu folgen. Insofern erübrigt sich auch die Frage, ob Menschen, die sich diesem Weg aussetzen, »besser« oder »weiter« sind als diejenigen, die zufrieden ihren Alltag leben, ohne sich mit dergleichen Dingen zu beschäftigen. Wenn wir es tun müssen, werden wir es tun. Wir haben keine Wahl, wir müssen einfach unseren eigenen inneren

Weg gehen. Das Eigentliche aber, wenn es gefunden wird, ist Gnade und geschieht in Augenblicken, in denen das Ego zurückgenommen wird. Es sprengt alle unsere Gedanken über einen Weg und einen Lehrer. Alles, was bisher als »Ich« wahrgenommen wurde, wird nun als Witz erkannt. Das, was man »Ich« nannte, existiert nicht. Manchmal ertönt schallendes Gelächter, wenn erkannt wird, dass all die Anstrengungen unternommen wurden, um schließlich zu erkennen, dass es im Grunde genommen ebenso um den Faden in der Jacke der Nachbarin wie um das winzige Insekt geht, das nun erstmals wirklich gesehen wird. Die Erkenntnis ist unerschütterlich da, dass alles nur das Eine ist.

In der Abbildung auf Seite 84 sehen wir, dass das Dritte Auge mit dem Sakralchakra verbunden ist. Das Sakralchakra ist das Chakra des Vertrauens – ein Vertrauen, das sehr viel mit den Erfahrungen in der Kindheit zu tun hat. Das Vertrauen jedoch, das im spirituellen Bereich des Dritten Auges vorhanden ist, ist unabhängig von Menschen und Situationen. Alles, was wir mit anderen Menschen erleben, wird hier ebenfalls als Ausdruck des Einen erfahren. Dadurch entstehen innere Freiheit und Vertrauen in das, was ist.

Das Handauflegen kann uns auf diesem Weg zum klaren Auge der Selbsterkenntnis helfen. Wenn wir das Handauflegen üben, machen wir uns, so gut es geht, immer wieder leer. Wir ziehen das Ego zurück. Wir erkennen die Vorstellungen, Konzepte und Gedanken, die in unseren Köpfen auftauchen und verschwinden, und wir betreten einen Raum, in dem diese Phänomene nicht vorhanden sind. Das Handauflegen ist wie Kontemplation. Das Bild, beim

Handauflegen ein Kanal oder Instrument zu sein, ist ebenso ein Hilfsmittel wie das Konzentrationsobjekt, das wir in der Kontemplation wählen, damit Weite entstehen und das Eigentliche sich offenbaren kann. Wenn wir von dieser Ebene aus die Hände auflegen, kann die Realität, die wir Gott nennen, in uns und dem, was wir »den anderen« nennen, erscheinen.

Kronenchakra – das siebte Chakra

Das siebte Chakra befindet sich über dem Scheitel. Auf der physischen Ebene ist es für die Zirbeldrüse und – gemeinsam mit dem Stirnchakra – für das Gehirn zuständig. Auf der spirituellen Ebene enthält das Kronenchakra die Möglichkeit der mystischen Hochzeit der bewussten Selbsterkenntnis – oder wie Jesus es ausdrückte: »Der Vater und ich sind eins.«

Bei Neugeborenen ist dieses Chakra offen. Bis sie ein »Ich« und ein »Du« erleben, sind die Kinder in dem Zustand des Eins-Seins der Mystiker – wenn auch völlig unbewusst. In manchen asiatischen Ländern sind dieses Wissen und die daraus entstehende Ehrfurcht noch vorhanden, weshalb es verboten ist, den Kopf eines Kindes zu berühren. So ist auch beim Handauflegen der Kopf eines Kindes mit äußerster Vorsicht zu behandeln. In den meisten Fällen würde ich eher raten, das Handauflegen im Wesentlichen auf den Bauch und andere Körperteile zu beschränken (siehe auch »Aus der Praxis«).

Langsam schließt sich die Fontanelle der Kinder, und sie lernen die Welt aus einer Sichtweise der Dualität zu begreifen. So wie sie (und wir alle) nun die Welt aus dieser Sichtweise erfahren, bringt dies Leid mit sich. Offensichtlich gehört dies zu den Erfahrungen, die wir hier auf der Erde machen müssen, da niemand sich diesen entziehen kann. Wenn wir schließlich die Erfahrung machen, dass wir auf der Ebene der Dualität die Lösung nicht mehr finden, entwickeln wir die Bereitschaft, uns für eine andere Dimension zu öffnen, die im Unbewussten bereits vorhanden ist. Wie lange dies dauern wird, wissen wir jedoch nicht.

Tom Johanson, einer der berühmtesten englischen Heiler, sagte in seinem Buch *Zuerst heile den Geist,* dass Depressionen entstehen können, wenn sich die geistigen Kräfte schon bemerkbar machen, das Ego aber noch festhält. Es ist wie eine Art Kampf, der da stattfindet. In den Texten der Mystiker wird dies als »dunkle Nacht der Seele« beschrieben. In den Krisenzeiten der dunklen Nacht merken wir vielleicht, dass die offiziellen Religionen unsere Sehnsucht nach dem Unnennbaren nicht stillen können. In dieser Zeit der spirituellen Krisen erscheint oft das Leben sinnlos. Wir fühlen uns von Gott und den Menschen getrennt und erleben eine Einsamkeit, die uns kein Mensch nehmen kann.

In der heutigen Zeit haben wir unzählige Möglichkeiten, uns von diesen Krisen abzulenken, nicht nur durch Alkohol und Drogen, sondern vor allem durch die Medien. Es gibt kaum noch Räume in unserer Gesellschaft, in denen es wirklich still ist. Selbst in unserem Zuhause haben wir jederzeit die Möglichkeit, uns mit einem Knopfdruck von dem inneren Schmerz abzulenken. Lassen wir diesen

Schmerz hingegen zu, dann werden wir schließlich erkennen, dass unser Leben auf der Ebene der Dualität fahl und sinnlos geworden ist, solange keine geistige Dimension vorhanden ist. Wenn wir uns von dieser Erkenntnis abzulenken versuchen, nehmen wir uns die in der Krise enthaltene Chance weg, den Schmerz und die Sehnsucht zu spüren und ihnen zu folgen.

Wollen wir Handauflegen von der spirituellen Ebene aus praktizieren, ist es von großem Vorteil, diese Krisen selbst durchgemacht zu haben. Alle Erfahrungen, die wir in unserem Leben selbst gemacht haben, kommen uns bei der Begleitung von Menschen, denen wir die Hände auflegen, zugute. Wir können nur dann auf der spirituellen Ebene wirken, wenn wir selbst aus der Erfahrung der Einheit kommen. In uns muss die Sicherheit sein, dass niemand von Gott getrennt sein kann. Was nicht bedeutet, dass wir andere durch Argumente davon zu überzeugen versuchen. Wenn aber jemand die Erfahrung der Einheit besitzt, so hat dies eine Wirkung auf die Energie des Umfeldes, selbst wenn niemals ein Wort darüber gesprochen wird. Nur dann kann die geistige Ebene des anderen erreicht werden – sofern das Bewusstsein des anderen dafür bereit ist. Die Kraft, jemanden durch die dunkle Nacht zu begleiten, kommt von dieser eigenen inneren Überzeugung, dass niemand, aber wirklich niemand, aus dem Ganzen herausfallen kann. Wir alle, so wie wir sind – bewegungslos oder in der Bewegung, beim Sprechen oder in der Stille, beim Lügen oder in der Wahrhaftigkeit, in der Liebe oder in der Lieblosigkeit –, sind Ausdruck des Einen, und wir können nichts tun, was dies verändern könnte. Der einzige Unterschied besteht darin, ob uns dies bewusst ist oder nicht.

Ich erlebe, dass das Handauflegen uns helfen kann, die Erfahrung der Einheit zu festigen. Indem wir uns immer wieder leer machen, wird die Einheit offenbar. Ein wichtiges Phänomen des Handauflegens besteht für mich darin, dass wir in Kontakt mit einer Ebene sind, auf der alles heil ist – und zwar in uns ebenso wie in dem Menschen, der zum Handauflegen kommt.

Für mich fühlt es sich beim Handauflegen so an, als ob bei mir eine Verschiebung im Kopf stattfinden würde, mein Herz für den Menschen vor mir offen ist, und meine Hände bereit sind, der Führung zu folgen. Dies ist kein Trancezustand, sondern ein Zustand, in dem absolute Wachheit herrscht. In dieser Wachheit kann so etwas wie eine Auflösung stattfinden, in der es kein Ich und kein Du mehr gibt, sondern nur das Eine, das unbeschreiblich und namenlos ist.

Aus der Praxis

Alles, worüber ich im Folgenden schreibe, ist meine persönliche Sichtweise und das Resultat meiner langjährigen Erfahrungen. Obwohl mir diese Erfahrungen gezeigt haben, dass Handauflegen bei verschiedenen Leiden hilfreich sein kann, heißt dies nicht, dass dadurch allen Menschen geholfen werden kann. Diese Möglichkeit der Behandlung ersetzt auf keinen Fall den Gang zum Arzt. Es gibt zwischenzeitlich immer mehr Ärzte, die für die Methode des Handauflegens offen und aufgeschlossen sind. Sie sind bereit, einen Krankheitsverlauf zu beobachten und gegebenenfalls zu prüfen, ob die Medikation noch stimmt.

Ich bin sehr vorsichtig damit, feste Regeln aufzustellen, wo die Hände aufgelegt werden sollten, da jeder Mensch anders ist. Mir geht es vielmehr darum, dass Menschen, die Hände auflegen, mit ihren Händen die Energie und die Organe zu erspüren lernen. Am Anfang benötigen wir einen festen Ablauf für das Handauflegen. Im Laufe der Zeit lassen wir dann aber unsere Hände das tun, was sie tun möchten. Natürlich brauchen wir eine gewisse Übung und ein Minimum an Techniken, bis die Hände beginnen können zu »improvisieren« – genau wie beim Erlernen eines Instruments.

Für mich besteht meine »Hauptbeschäftigung« beim Handauflegen darin, mich zu öffnen und in der Präsenz zu sein, das heißt gegenwärtig zu sein, ohne zu überlegen. In

diesem Zustand gibt es etwas in mir, das wahrnimmt, was unter den Händen passiert.
Es geht für mich also keinesfalls darum, etwas zu machen und zu steuern. Es handelt sich dabei auch nicht um ein Wegnehmen oder ein Hinzufügen von Energie – und dennoch geschieht so etwas. Schon öfter haben Menschen nach dem Handauflegen gesagt, es sei, als ob etwas sehr Schweres von ihnen genommen wurde, obwohl ich nicht willentlich versucht hatte, etwas wegzunehmen. Ich hatte meine Hände wie immer absichtslos zur Verfügung gestellt.
Nach meiner Erfahrung haben wir es beim Handauflegen mit verschiedenen Energien zu tun. Manchmal wird eine meiner Hände kalt und die andere warm – obwohl meine Hände insgesamt eher heiß werden. Bei einem Kind, das Fieber hatte, stellte ich beim Halten seiner Füßchen einmal fest, dass meine beiden Hände richtig kalt wurden. Manchmal empfanden Menschen ein tiefes Frösteln, obwohl meine Hände heiß waren. Dies geschah häufig in Situationen, in denen tiefe Heilung stattfand. Andere Male kamen mir meine Hände kühler als sonst vor, während der Mensch auf der Liege große Hitze verspürte. Ich habe in das, was in meinen Händen passiert, weitaus größeres Vertrauen als in meine Überlegungen, was gerade angebracht wäre oder auch nicht! Ich nehme einfach wahr, dass sie sich an einer bestimmten Stelle befinden, dass sie sich manchmal zu bewegen beginnen und manchmal nicht.
Ich möchte daher noch einmal betonen, dass es beim Handauflegen nicht um Techniken geht, sondern immer um das Öffnen für die göttliche Heilkraft und das Geschehenlassen. Als ich vor etwa 30 Jahren bei meiner Tochter,

die schwer an Neurodermitis erkrankt war, mit dem Handauflegen begann, wusste ich nicht einmal, dass es Körperenergien gibt – ich legte die Hände auf und sprach das Vaterunser, und es hat ihr geholfen. Daher ermutige ich alle, sich nicht an irgendeiner Methode festzuhalten, sondern ihre Intuition und Feinfühligkeit immer weiter zu entwickeln.

Natürlich habe ich im Laufe der Jahre einen gewissen Schatz an Erfahrungen gesammelt. Viele Menschen haben mich seither gefragt, ob ich diese Erfahrungen mit ihnen teilen könne. In den nächsten Kapiteln finden Sie einen Teil davon.

Im Vorfeld der Behandlung

Wenn Menschen anrufen und einen Behandlungstermin vereinbaren möchten, sage ich immer, dass ich ihnen nichts versprechen kann, aber falls sie kommen und das Handauflegen einmal ausprobieren wollen, dann werden wir sehen, ob es ihnen guttut. Wenn sie fragen, was die Behandlung kostet, erkläre ich ihnen, wie ich die Bezahlung handhabe. Diese Frage muss jeder, der Hände auflegt, individuell beantworten. Da ich das Glück habe, finanziell nicht von den Behandlungen abhängig zu sein, spielen die finanziellen Möglichkeiten des Betreffenden für mich keine Rolle – obwohl ich weiß, wie wichtig es ist, dass Menschen die Gelegenheit bekommen, etwas zu geben, wenn sie dies möchten. Ehe aber jemand, der im Handauflegen hochbegabt ist und den tiefen Wunsch hat, Menschen mit seiner Gabe zu helfen, einer anderen Beschäftigung nachgehen muss, um seine Rechnungen bezahlen zu können, ist es besser, wenn er einen festen Stundensatz für seine Arbeit festlegt. Das Eigentliche, das beim Handauflegen passiert, ist ohnehin unbezahlbar. Tatsache ist jedoch, dass wir in unserem Gesellschaftssystem Geld brauchen, um leben zu können. Wer mit dem Handauflegen erst am Anfang steht und noch gar nicht weiß, wohin es ihn führen wird, ist sicherlich gut beraten, noch andere Quellen finanzieller Sicherheit zu haben. Die Hauptmotivation für das Handauflegen sollte auf keinen Fall finanzieller Natur sein.

Während der Behandlung

Zu Beginn jeder Behandlung erkläre ich dem Menschen vor mir, dass ich ein Gebet sprechen werde, in dem um Liebe, Licht und Heilung gebeten wird, da ich nicht weiß, was Heilung für ihn bedeutet. Ich kläre mit meinem Gegenüber, ob ich den Körper berühren darf oder nicht. Wenn nicht, dann findet das Handauflegen nur von der Aura her statt. Wer mit der Berührung einverstanden ist, dem erkläre ich, dass ich teilweise berühren und teilweise mit Abstand behandeln werde. Dies ist wichtig, damit er nicht unsicher wird, wenn er während der Behandlung die Hände nicht mehr spürt. Alles, was sich in den nachfolgenden Anweisungen findet, kann entweder direkt am

Körper oder in der Aura – also in etwa zehn Zentimetern Abstand zum Körper – geschehen, außer es wird ausdrücklich erwähnt, dass die Berührung nur von der Aura her stattfinden soll.

Ich erkläre dem Menschen, dass für mich die Wirbelsäule sehr wichtig ist, und frage ihn, ob er sich bei der Behandlung der Wirbelsäule besser auf dem Bauch liegend oder im Sitzen entspannen kann. Bevorzugt er eine sitzende Position, sitzt er, während ich zunächst den Rücken behandle, auf einem Hocker, und legt sich dann auf die Liege, wenn die Behandlung auf der Vorderseite des Körpers fortgeführt wird. So ist sichergestellt, dass die weitere Behandlung bequem im Liegen stattfindet, damit die Entspannung, die eine wichtige Rolle spielt, eintreten kann. Während der zu Behandelnde nun bequem sitzt oder liegt, beginne ich stets damit, einfach dazustehen und den Menschen vor mir wahrzunehmen. Wichtig dabei ist, diesem Menschen Respekt entgegenzubringen, und zwar ganz genau so, wie er in diesem Moment ist. Wenn wir durch die Übung der Kontemplation darin geschult sind, unsere Gedanken zu beobachten, wird uns dabei auffallen, wie oft wir über andere urteilen. Urteile haben beim Handauflegen aber nichts zu suchen. Vielmehr geht es darum, in diesen kurzen Augenblicken vor dem Handauflegen den Menschen vor uns vollständig anzunehmen. Dies allein ist bereits sehr heilsam. Je mehr Menschen wir mit dem Handauflegen begleiten, desto leichter fällt uns das Annehmen. Das Wunderbare beim Handauflegen ist, dass es uns in wirklichen Kontakt mit dem Menschen vor uns bringt. Vorurteile, Sympathien und Antipathien lösen sich auf.

Ausgangspunkt ist, dass wir mit unserer ganzen Aufmerksamkeit da sind und den Menschen vor uns wahrnehmen, ohne dabei etwas mit den Händen zu tun. Wenn dieser innere Kontakt hergestellt ist, öffnen wir die Hände. Dabei stehen wir – nicht zu nahe – entweder am Kopf oder an den Füßen des zu behandelnden Menschen und sprechen das Gebet:

Möge die göttliche heilende Kraft durch uns fließen –
Uns reinigen, stärken und heilen –
Uns erfüllen mit Liebe, heilender Wärme und
Licht –
Uns schützen und führen auf unserem Weg.
Wir danken dafür, dass dies geschieht.

Nach der Behandlung

Der Abschluss erfolgt immer auf die gleiche Weise. Egal, wo sich meine Hände am Ende befinden, ich schließe immer mit einem inneren Dank ab. Ich danke für die Heilkraft, und ich danke für die Heilung, die geschieht. Dies mache ich still, weil sich der Mensch auf der Liege oft in einem Zustand tiefer Entspannung befindet oder eingeschlafen ist. Danach segne ich diesen Menschen durch eine Gebärde, die ich dreimal wiederhole. Ich halte meine Hände über seinen Scheitel und gleite langsam – im Abstand von etwa zehn Zentimetern – an den Seiten seines Körpers entlang bis unter seine Füße. Dann ziehe ich meine Hände zurück und setze oberhalb des Scheitels neu an. So bewegen sich meine Hände in der Nähe des Körpers immer nur von oben nach unten. In der Rückenlage befindet sich meine rechte Hand an der linken Körperseite des Menschen und meine linke Hand an seiner rechten Körperseite, in der Bauchlage umgekehrt. Dies stellt sicher, dass ich ihm während der Bewegung mit meinem Herzen immer offen gegenüberstehe. Während ich diese Gebärden ausführe, spreche ich innerlich einen Segen.

Durch diesen Abschluss der Behandlung wird gewissermaßen ein Schutzmantel um den Menschen gelegt. Es handelt sich hier um den Moment »Dein Wille geschehe«. Bildlich gesehen gebe ich den Menschen in Gottes Hände. Es ist ein Segnen und Gehenlassen. An diesem Punkt gehen wir wieder auseinander – denn jeder hat einen eigenen Weg. Dann verneige ich mich vor dem Menschen, während dieser immer noch die Augen geschlossen hat. Dieser Abschluss ist für mich aus verschiedenen Gründen sehr wichtig. Das Danken ist für mich einerseits selbstverständlich, da ich mir völlig im Klaren darüber bin, dass ich selbst ohne die göttliche Heilkraft nichts ausrichten kann. Andererseits hat es aber auch auf unser eigenes Energiefeld eine positive Wirkung. Oft haben Menschen, die zu uns kommen, schwere Krankheiten oder Schicksale. Durch den abschließenden Dank ist es uns möglich, selbst wieder in unsere Leichtigkeit zurückzugelangen. Das Herz ist offen, und da ist natürliche Freude. Wenn wir Menschen mit Problemen behandeln, ist es ganz wichtig, dass wir immer wieder zu unserer eigenen Leichtigkeit und Freude zurückfinden. Die Nebenwirkungen des Dankens nach jeder Behandlung sind eben diese Freude und Leichtigkeit.

Das Segnen und Loslassen ist etwas sehr Einfaches, das aber eine große Wirkung hat. Je mehr wir es üben, desto besser wird es uns gelingen, Menschen und Situationen loslassen zu können. Es ist wichtig, dass wir von Gedanken an Erfolg oder Misserfolg unabhängig sind. Wir stellen uns zur Verfügung, und danach lassen wir den Menschen vor uns wieder los. Wir tun alles, was uns möglich ist, um keine Abhängigkeiten entstehen zu lassen – weder bei uns noch bei unserem Gegenüber. Dieser Teil der Behandlung, das bewusste Auseinandergehen mit einem Segen, wird irgendwann zur Selbstverständlichkeit. Denken wir hier noch einmal an den Baum, der Schatten spendet – der Mensch ist frei, sich unter ihn zu setzen und wieder zu gehen.
Die Verbeugung vor dem Menschen bedeutet Respekt und ist ein innerer Dank dafür, dass er gekommen ist, und ebenso für das, was ich dadurch empfangen habe – das Handauflegen ist nämlich keine Einbahnstraße und tut in der Regel beiden Beteiligten gut. Nach dem Segen und der Verneigung berühre ich den Menschen auf der Liege sanft an der Schulter und bitte ihn meist darum, noch etwas liegen zu bleiben und dann erst ganz langsam aufzustehen. Dies tue ich, damit er, der ja gewöhnlich die Augen noch geschlossen hat, weiß, dass die Behandlung zu Ende ist. Ich setze mich in seine Nähe, damit ich wahrnehmen kann, was noch auf der Liege passiert. Meist habe ich dabei die Augen leicht geöffnet und verspüre den Wunsch, in der Stille zu meditieren.

Die Zeit nach der Behandlung ist für den Behandelten sehr wichtig. Die Wirkung hört nicht mit dem Wegziehen der

Hände auf, sondern geht weiter. Wenn der Mensch dann aufgestanden ist und mir wieder gegenübersitzt, frage ich, wie es ihm jetzt geht. Normalerweise sprechen die Leute hinterher nicht sehr viel, und das ist gut so. Ich ermuntere sie, nach Möglichkeit nicht gleich in das Auto zu steigen, sondern erst einmal einige Schritte zu gehen. Wenn Menschen in eine tiefe Entspannung gekommen sind, ist es wichtig, dass sie genügend Zeit haben, um wieder vollkommen in das Wachbewusstsein zurückzukehren. Merke ich, dass jemand viel redet und mit dem Kopf zu analysieren beginnt, versuche ich ihm zu vermitteln, dass wir dies besser lassen und auf die Wirkung der Behandlung vertrauen sollten. Ich sage ihm, wie ich telefonisch zu erreichen bin, wenn Reaktionen auftreten sollten, die Probleme verursachen. Nachdem der Mensch gegangen ist, lasse ich zur energetischen Reinigung kaltes Wasser über meine Hände laufen.

Verantwortung für unsere Worte

Hier möchte ich ein Thema ansprechen, das für mich von so großer Bedeutung ist, dass ich die Zeilen dazu am liebsten in großen roten Buchstaben schreiben würde. Wenn wir jemandem die Hände aufgelegt haben, kommt dieser Mensch oft in einen Zustand sehr tiefer Entspannung – was bedeutet, dass jedes Wort, das wir anschließend sagen, große Wirkung auf ihn haben wird. Dies ist ähnlich wie bei einer Hypnose, und deshalb ist es von größter Bedeutung, dass wir niemals etwas sagen, was nicht aufbauend wirkt. Interpretationen, »Diagnosen« oder »mediale Botschaften« haben an dieser Stelle nichts verloren. Falls wir in dieser Richtung Fähigkeiten besitzen, sollten wir sie über Jahre hinweg in einem geschützten Raum unter Anleitung üben, ehe wir sie bei anderen Menschen anwenden. Möchte jemand zu einer medialen Beratung kommen, sollte man diese unbedingt getrennt vom Handauflegen durchführen. Auf keinen Fall sollte eine mediale Beratung stattfinden, wenn sich Menschen nach dem Handauflegen in einer tiefen Entspannung befinden, weil die Wirkung der Worte auf sie dann einfach viel stärker ist als sonst. Wenn Menschen zum Handauflegen kommen, dann geht es einzig um das Handauflegen. Andere Dinge haben dann keinen Platz. Ich bin oft entsetzt, wenn ich höre, welche Gewalt Menschen, die sich für medial begabt halten, anderen Menschen mit ihren Worten antun. Worte haben eine ungeheure Kraft, gerade bei Menschen, die sich in einer Situation befinden, in der sie sich schwach oder unsicher fühlen. In unseren Schweigekursen, an denen Menschen, die das Handauflegen üben wollen, und Menschen, die Heilung suchen, teilnehmen, ist es in der Regel so, dass die Behandelten nach dem Handauflegen eine Rückmeldung geben können, sofern sie dies möchten. Diejenigen, die die Hände aufgelegt haben, müssen jedoch schweigen. Anschließend verneigen sich beide, gehen wieder auf ihr Meditationskissen und bleiben in der Stille. Gerade Menschen, die therapeutisch tätig sind, kann dieses Schweigen am Anfang sehr schwerfallen. Diejenigen von ihnen, die sich aber darauf einlassen, stellen fest, dass es durchaus eine große Erleichterung ist, nichts sagen zu müssen, keine

Lösungen für das Leid des anderen haben zu müssen, sondern auf die göttliche Heilkraft vertrauen zu dürfen. Frei von Meinungen, Interpretationen und Vorstellungen davon, was für den Betreffenden richtig erschien, findet in diesen Kursen oft Heilung statt.

Handauflegen bei Kindern

Bei kleinen Kindern reicht es meist, wenn die Mutter oder der Vater die Hände auf den Bauch des Kindes beziehungsweise von der Seite aus eine Hand auf den Bauch und die andere Hand in der gleichen Höhe hinten auf die Wirbelsäule legt – zehn bis fünfzehn Minuten täglich sind dabei vollkommen ausreichend. Nach meinen Erfahrungen befindet sich bei Kindern an dieser Stelle immer die erste Blockade.

Wenn kleine Kinder zu mir kommen, sitzen sie während der Behandlung bei der Mutter auf dem Schoß. Ich habe dann eine Hand am Rücken der Mutter und die andere über dem Bauch des Kindes. Je nachdem, welche Beschwerden das Kind hat, lege ich die Hände auch auf andere Stellen, aber das zweite Chakra – entweder von vorn oder von hinten behandelt – ist immer besonders wichtig. Vor dem Kind liegen Spielzeuge und Bücher, und nach dem Gebet kann die Mutter mit ihrem Kind plaudern und spielen, während ich die Hände auflege. Diese Situation ist für die meisten Kinder sehr entspannend. Am schönsten ist es natürlich, wenn auch der Vater dabei ist. Dann halte ich während des Gebetes die Hände mit etwas Abstand über die Köpfe von Mutter und Kind, Vater und Kind und Mutter und Vater. In dieser Situation kann der Vater mit dem Kind spielen, während sich die Mutter für die heilende Kraft öffnet. Bis zum nächsten Termin legt die Mutter dann täglich bei ihrem Kind die Hände auf. Da Mütter energetisch gesehen nicht von ihren Kindern zu trennen sind, ist es für mich wichtig, dass sie in die Behandlung einbezogen werden. Bei einem älteren Kind kann es sein, dass der Vater die Hauptbezugsperson ist, aber vor allem am Anfang handelt es sich von Natur aus um das gemeinsame Energiefeld von Mutter und Kind. Vielen Kindern, die wegen Allergien, Schlafstörungen, Unruhe, Angst, Bettnässen oder Darmstörungen kamen, konnte durch das Handauflegen geholfen werden (siehe auch das Taschenbuch *Leg mir die Hand auf – eine Anleitung bei chronischen Erkrankungen von Kindern*).

Behandlungsmethoden bei spezifischen Erkrankungen

Die Wirbelsäule

Die Wirbelsäule ist beim Handauflegen von zentraler Bedeutung. Ich lege stets zuerst die Hände auf die Wirbelsäule, ganz unabhängig davon, welche Beschwerden jemand hat. Vorher frage ich aber den Betreffenden, ob er gut auf dem Bauch liegen kann oder beim Sitzen entspannter ist. Besonders wichtig ist für mich die untere Wirbelsäule. Ich beginne, indem ich die Hände nebeneinander auf Steißbein und Kreuzbein lege. Eine bewährte Methode besteht darin, sich dann Stück für Stück nach oben zu arbeiten – erst direkt an der Wirbelsäule und anschließend links und rechts von ihr, dann wieder ein Stück höher, bis man schließlich oben am Nacken angelangt ist. An der Wirbelsäule kann man verhältnismäßig einfach spüren, wo die Hände bleiben und wo sie weitergehen wollen. Wenn wir einem Menschen hier die Hände auflegen, haben wir schon viel dafür getan, ihn als Ganzes zu behandeln. Wer bereits mehr Übung im Handauflegen hat, wird spüren können, wie zwischen den jeweiligen Stellen unter den Händen die Energie fließt, und kann dementsprechend darauf reagieren. Wichtig ist es, die ganze Wirbelsäule wahrzunehmen. Danach legt sich der Betreffende auf den Rücken, und ich beginne ihn von vorn zu behandeln.

Herzprobleme

Meiner Erfahrung zufolge sind bei Menschen mit Herzproblemen die Schultern stark verspannt. Daher gehe ich nach der Behandlung der Wirbelsäule nacheinander zu den Schultern und halte erst die eine, dann die andere zwischen meinen Händen. Danach ist es wichtig, dass sich auch der Solarplexus entspannt – deshalb lege ich meine Hände anschließend auf das Sonnengeflecht. Besonders am Zwerchfell ist oft eine Anspannung wahrzunehmen. Wenn die Energie hier gut fließt, halte ich eine Hand an die Schulter, und mit der anderen Hand beginne ich mit etwas Abstand zum Körper ganz langsam und ganz sanft über das Herz zu streichen, wobei ich immer von oben nach unten streiche und zwischen den Strichen die Hand zurückziehe – etwa so, als würde ich eine Katze streicheln. Zwischendurch kann man die Hand innerhalb der Aura für ein paar Augenblicke über das Herz halten, ehe man erneut streicht. Diese einfache Bewegung zeigt oft eine große Wirkung. Beim Herzen behandeln wir im Brustbereich immer nur in der Aura und nicht am Körper. Danach kann man die Hände noch auf den Bauch und auf die Knie legen. Ich habe oft erlebt, dass sich in den Knien Emotionen aufgestaut haben, die beim Handauflegen gelöst werden können. Zum Schluss halte ich die Füße in meinen Händen, bis sich das Gefühl eingestellt hat, dass sie warm und gut durchblutet sind und auch hier die Energie fließt.

Asthma

Menschen, die unter Asthma leiden, ist es oft kaum möglich, sich zur Behandlung des Rückens auf den Bauch zu legen. In diesem Fall ist es sinnvoller, dass sie sich auf einen Hocker setzen, damit die Hände gut auf dem Rücken plaziert werden können. Auch die Behandlung in Rückenlage ist manchmal schwierig, weil die Betroffenen nur schlecht flach liegen können und es gar nicht ertragen, wenn man auf der Körpervorderseite die Hände über den Brustraum hält – wobei ich persönlich im Brustraumbereich die Hände niemals direkt auf den Körper lege. Daher hat es sich als sinnvoll erwiesen, die Behandlung größtenteils im Sitzen durchzuführen. Von der Seite aus kann man gut eine Hand hinten auf den Rücken legen und die andere Hand mit Abstand über den Brustbereich halten. So kann man auch langsam in der Aura streichen, wie oben bereits bei den Herzproblemen beschrieben. Wichtig ist auch die Behandlung von Schultern und Bauch. Wenn der Kopfteil der Liege höhergestellt werden kann, und die Menschen nicht flach liegen müssen, ist es oft möglich, dass sie sich zur Behandlung von Schultern, Bauch, Hüfte, Knie und Füßen hinlegen können. Das ist von Vorteil, denn wenn sie gut liegen, kommen sie oft in eine tiefe Entspannung. Da durch die flache Atmung die unteren Bereiche des Körpers sehr schlecht mit Energie versorgt sind, brauchen diese besondere Zuwendung.

Erschöpfung, Schock, Trauer

Bei Erschöpfung, Schock und Trauer ist nach meiner Erfahrung der Solarplexus von besonderer Bedeutung. Wenn Menschen unter Stress leiden oder in irgendeiner Form einen Schock erlitten haben, sei es durch einen Unfall, eine Operation oder Trauer, fühlt sich der Solarplexus oft sehr schwach an. Legen wir dann dort die Hände auf, müssen wir besonders behutsam vorgehen, da er oft sehr empfindlich ist. Die Hände dürfen nur ganz leicht auf den Körper gelegt werden, vorzugsweise von der Seite aus, oder wir halten sie mit etwas Abstand in der Mitte über den Solarplexus. Eine Berührung sollte auf jeden Fall so leicht sein, dass sich gegebenenfalls die Atmung verändern kann.

Depressionen

Beim Thema Depressionen möchte ich ausdrücklich betonen, dass Medikamente nur dann abgesetzt werden dürfen, wenn dies unter Anleitung des behandelnden Arztes geschieht. Die Ursachen für Depressionen sind komplex, doch ich habe bei depressiven Menschen festgestellt, dass ihre Energie in der Wirbelsäule extrem ins Stocken geraten ist. Obwohl sich diese Menschen als völlig energielos empfinden, ist oft viel Energie vorhanden, die aber nicht fließen kann. Um die Energie ins Fließen zu bringen, zeige ich den Menschen eine Übung, die sie anschließend auch zu Hause machen können.

Nach meiner Erfahrung hat es sich als sinnvoll erwiesen, wenn sich die Menschen zur Behandlung auf den Boden setzen oder, wenn dies nicht möglich sein sollte, auf einen Stuhl. Ich bitte den Betreffenden, die Augen zu schließen, seine Aufmerksamkeit auf den Atem zu lenken und, falls Bewegungen in seinem Körper entstehen, diese zuzulassen. Oft sind es minimale Bewegungen, manchmal heftige. Ich halte dabei die Hand mit Abstand an dem Punkt über der Wirbelsäule, wo die Bewegung stattfindet. Danach ist es wichtig, dass sich der zu Behandelnde hinlegt und in der Entspannung bleibt. Währenddessen lege ich die Hände auf. Manchmal ist auch nach einer minimalen Bewegung tiefe Erschöpfung da. Je stärker jemand in einer Depression ist, desto weniger wird er sich wahrscheinlich bewegen. Für einen depressiven Menschen kann es Schwerstarbeit bedeuten, dem Impuls des Körpers zu folgen und sich dementsprechend zu bewegen. Diese Übung kann jeder aber auch selbst zu Hause machen. Mit Musik kann die Bewegung unterstützt werden. Es ist hilfreich, wenn der Betreffende jemanden in seiner Umgebung hat, der ihn immer wieder dazu ermutigt, in die Bewegung zu gehen, und dies nach Möglichkeit sogar gemeinsam mit ihm übt. Wenn er einen Zugang zu der Übung findet und diese immer öfter ausführt, wird die Bewegung zunehmend müheloser und freier und bekommt eine ganz eigene Dynamik. Ich habe diese Übung von dem japanischen Katsugen Undo (regenerierende Bewegung) abgeleitet, das ich seit vielen Jahren selbst praktiziere.

Schmerzen

Für mich haben sich bei Schmerzpatienten zwei Möglichkeiten der Behandlung herausgebildet, und es gilt auszuprobieren, welche der beiden die Schmerzen am besten lindert. Einige empfinden die Berührung ihres Körpers durch die Hände als außerordentlich wohltuend. Für manche ist dies sogar die einzige Zeit in ihrem Leben, in der sie schmerzfrei sind. Es kommt aber auch vor, dass die direkte Berührung des Körpers mit den Händen die Schmerzen noch vergrößert, weil durch die Berührung das Körperbewusstsein verstärkt wird. In diesem Fall ist es anzuraten, die Hände über den Körper zu halten und immer wieder langsam und behutsam in der Aura zu streichen (wie oben bei Herzproblemen beschrieben). Manchmal hebt es das Körpergefühl auf, wenn wir die Hände nur mit Abstand zum Körper auflegen. Menschen kommen dabei mitunter in eine ganz tiefe Entspannung und spüren buchstäblich die Grenzen ihres Körpers nicht mehr. Dies kann bei jemandem, der sonst ständig Schmerzen hat, außerordentlich wohltuend sein. Wichtig ist, dass der betreffende Mensch weiß, dass er sich dazu äußern kann, denn gelegentlich gibt es auch Menschen, bei denen eine tiefe Entspannung Angst auslösen kann. Man probiert also am besten aus, was für den jeweiligen Menschen am hilfreichsten ist.

Bluthochdruck

Auch bei Bluthochdruck wird mit der Behandlung an der Wirbelsäule begonnen, und wiederum kann es sein, dass der zu Behandelnde es vorzieht, während der Rückenbehandlung auf einem Stuhl zu sitzen. Auf der Vorderseite des Körpers ist für mich hier der Solarplexus wichtig. Wenn man von beiden Seiten aus eine Hand auf die Schulter legt und die andere halb auf die Rippen und halb darunter auf den Solarplexus, ist oft eine Spannung festzustellen, die eine Blockade verursacht. Tritt durch das Handauflegen eine Entspannung ein, kann dies eine positive Wirkung haben. Bei Bluthochdruck ist es darüber hinaus wichtig, den Bauch und die Füße zu behandeln, da oft zu viel Energie im Kopf und in der oberen Körperhälfte ist.

Schilddrüsenprobleme

Hier ist es wichtig, die Hände mit Abstand über die Ohren zu legen – damit erreichen wir die Hypophyse. Meiner Erfahrung nach haben Schilddrüsenprobleme jedoch oft mit dem Solarplexus zu tun. Bei Menschen mit Schilddrüsenproblemen ist der Solarplexus verhältnismäßig schwach. Ich lege daher immer die Hände auf den Solarplexus, aber auch die Schultern sind wichtig, wobei man jede Schulter einzeln zwischen beide Hände nimmt. Wenn wir die Hände über die Schilddrüse führen, halten wir Abstand. Hat jemand Schilddrüsenprobleme, und wir kommen der Schilddrüse mit den Händen zu nahe, kann dies als sehr unangenehm empfunden werden. Wie immer sind auch hier die Füße wichtig. Legt man bei jemandem, der Schilddrüsenmedikamente einnimmt, regelmäßig die Hände auf, muss der Betreffende von einem Arzt begleitet werden, da bei einer möglichen Besserung der Symptome die Medikamente neu eingestellt werden müssen.

Migräne

Bei Menschen, die schon seit Jahren unter Migräne leiden, kann es manchmal sein, dass ich meine Hände bei der ersten Behandlung überhaupt nicht in die Nähe ihres Kopfes bringe. Ich beginne, wie oben beschrieben, an der Wirbelsäule, und wenn sich dann der zu Behandelnde auf den Rücken gelegt hat, halte ich zuerst die Füße und bleibe eine Zeitlang bei ihnen. Anschließend gehe ich zu Knien, Leisten und Bauch, denn bei Menschen, die unter Kopfschmerzen leiden, muss vor allem der untere Teil des Körpers unterstützt werden. Im Fall von Migräne sind darüber hinaus der Solarplexus, der Nacken und ganz besonders die Leber von zentraler Bedeutung. Da der oberhalb des Nabels liegende Solarplexus sehr empfindlich sein

kann, ist es wichtig, die Hände entweder nur ganz leicht aufzulegen oder innerhalb der Aura mit Abstand über den Körper zu halten. Als sinnvoll haben sich kleine – ganz leichte und behutsame – streichende Bewegungen in der Aura erwiesen. Das Streichen erfolgt dabei immer von oben nach unten. Nun können wir die Schultern nacheinander in die Hände nehmen und schließlich die Hand unter den Nacken halten.
Bei Menschen, die unter Kopfschmerzen leiden, sollte auch das Ausstreichen mit Abstand erfolgen, und zwar vom Kopf zur Seite weg. Sofern ich den Kopf eines Migränepatienten überhaupt zwischen meine Hände nehme, dann so, dass ich meine Hände wie zu einer Schale forme, in die er seinen Kopf hineinlegt. Zum Schluss streiche ich an den Seiten mehrere Male den ganzen Kopf und Körper hinab. Wichtig ist, dass die im Kopfbereich angestaute Energie verteilt wird.

Hautprobleme

Bei Hautproblemen spielt der Darm eine sehr wichtige Rolle. Daher gilt die Hauptaufmerksamkeit nicht den betroffenen Hautstellen, sondern Wirbelsäule, Darm und Füßen. Manchmal streiche ich gegen Ende der Behandlung dann aber doch in der Aura über die betroffenen Hautstellen. Bei Neurodermitis und starkem Juckreiz kann manchmal Linderung eintreten, wenn direkt am Körper gestrichen wird. Wieder erfolgen die Striche von oben nach unten – die Stärke des Drucks kann man ausprobieren und mit dem betroffenen Menschen abstimmen.

Blase und Geschlechtsorgane

Zur Behandlung dieser Organe hat sich das Handauflegen auf der Rückseite des Körpers als günstig erwiesen. Menschen fühlen sich in dieser Lage oft geschützter, wenn es um die Behandlung dieser Organe geht. Beim Handauflegen ist es natürlich selbstverständlich, dass die Geschlechtsorgane selbst nie berührt werden. Wir erreichen alle Beckenorgane beim Handauflegen sehr gut vom Steißbein und vom unteren Rücken aus. Wenn wir von vorne behandeln, bleiben wir in diesem Bereich ausschließlich in der Aura. Bei der Behandlung von Blase und Geschlechtsorganen sind auch die Knie und die Füße wichtig. Oft sind diese unteren Extremitäten kühl und mit Energie unterversorgt.

Ohren

Da die Ohren zum Halschakra gehören, kommt bei der Behandlung dem Nacken besondere Bedeutung zu. Wichtig ist hier, dass sich der Nacken des Menschen im Liegen in einer geraden Position befindet, wenn man von der Wirbelsäule aus mit dem Handauflegen beginnt. Ebenso kann man den zu Behandelnden auch bitten, sich umzudrehen, und dann die Hände unter seinen Nacken schieben. Dabei sollten sich die Fingerspitzen jedoch nicht berühren. Zudem ist es wichtig, darauf zu achten, dass die Daumen offen sind und auf der Vorderseite des Halses nicht auf die Kehle drücken. Bei der Behandlung dieses Bereichs kann man die Hände wie zu einer Schale geformt halten, während der Hinterkopf in ihnen liegt. Zudem ist es wichtig, die Schultern einzeln zwischen den Händen zu halten, damit in dem gesamten Körperbereich Entspannung stattfindet. Direkt über den Ohren halten wir die Hände mit etwas Abstand zum Körper, wobei die Energie entweder aus den Handflächen oder den Daumen kommt. Wichtig sind in diesem Zusammenhang auch der gesamte Bauchbereich und die Füße.

Augen

Bei der Behandlung der Augen wird, nachdem die Wirbelsäule wie üblich behandelt wurde, zuerst der Kopf behutsam in den Händen gehalten. Die Hände werden dann mit etwas Abstand über den Augen gehalten – das Gesicht wird dabei jedoch nicht berührt. Da die Augen energetisch dem Solarplexus zugeordnet sind, wird dieser ebenfalls behandelt.

Unterstützung der Organe bei einer Chemotherapie

Wenn sich Menschen einer Chemotherapie unterziehen müssen, kann das Handauflegen einen wertvollen Beitrag leisten. Hierbei geht es darum, den gesamten Energiekörper zu stärken, ebenso die Organe und besonders diejenigen im Bereich des Solarplexus. Eine Möglichkeit ist es, zuerst die Wirbelsäule zu behandeln und dabei die Hände auch auf die Nieren zu legen. Die Energie der Nieren fließt besser, wenn eine Hand auf der Niere und die andere Hand auf der Schulter liegt. Nach dem Umdrehen in die Rückenlage können als Nächstes die Füße gehalten werden, anschließend die Knie und Hüften sowie Schulter, Ellbogen und Hände. Danach wird von der Aura her der Solarplexus in einem Abstand von etwa 15 bis 20 Zentimetern behandelt. Es ist dabei wichtig, genau auf die Reaktionen des zu Behandelnden zu achten und die Hände nur so lange aufzulegen, wie es für diesen angenehm ist. Manchmal wird es auch als sehr entlastend empfunden, wenn die Leber und die Milz einzeln zwischen den Händen gehalten werden. Ich durfte oft erleben, dass die Nebenwirkungen einer Chemotherapie hierdurch stark gemildert wurden.

Handauflegen bei sich selbst – Umgang mit eigener Krankheit

Selbstverständlich haben wir die Möglichkeit, uns selbst die Hände aufzulegen. Wenn Menschen zum Handauflegen kommen, gebe ich ihnen immer das Gebet mit nach Hause und ermutige sie dazu, sich selbst die Hände aufzulegen – am besten abends im Bett. Oft erzählen sie dann später, dass sie darüber eingeschlafen sind. Es ist gut, die Gedanken über Liebe, Licht und Heilung mit in den Schlaf zu nehmen. Auch wenn Menschen nicht schlafen können, bietet das Handauflegen eine wunderbare Möglichkeit, diese stille Zeit in der Nacht zum Handauflegen zu nutzen. Ebenso ist das Handauflegen im Zustand des Aufwachens zwischen Schlaf- und Wachbewusstsein sehr wirkungsvoll. Legen Sie sich die Hände auf, wann immer und so oft sie dies wollen. Hierbei gelten die gleichen Regeln, wie sie für das Handauflegen bei anderen Menschen beschrieben wurden.

Wir beginnen beim Handauflegen stets damit, dass wir den Menschen vor uns wahrnehmen und diesem unseren Respekt bezeugen. Das sollten wir ebenso tun, wenn wir uns selbst die Hände auflegen. Wir halten einen Moment inne und nehmen uns selbst wahr. Vielleicht können wir erkennen, dass es sich hier um ein Kind Gottes handelt. Vielleicht ist es uns auch möglich, die Wunder unseres Körpers und des Lebens zu erkennen.

Dann öffnen wir uns durch das Gebet für die göttliche

Heilkraft. Sollte es am Anfang schwerfallen, das Gebet vollkommen auswendig zu lernen, sprechen wir einfach die Worte, die wir beherrschen. Worum es geht, ist die innere Einstimmung auf das Göttliche. Danach entspannen wir uns, während wir uns die Hände auflegen. Legen Sie die Hände dabei genau dorthin, wo es guttut. Vielleicht spüren Sie etwas unter Ihren Händen, vielleicht auch nicht. Sie müssen sich dabei nicht verrenken, da alle Körperstellen über die Chakren erreichbar sind, die sich sowohl vorn und als auch hinten befinden. Wenn Sie beispielsweise Rückenbeschwerden im Brustwirbelbereich haben, können Sie die Hände ganz bequem vorn auf die Brust legen. Am Ende schließen Sie, während die Hände noch auf dem Körper liegen, mit einem Dank ab. Bedanken Sie sich für die Heilkraft und die Heilung, die geschieht.

Die Selbstheilung bietet eine gute Gelegenheit, die sieben Prinzipien der Einstellung zu üben. Wir öffnen uns durch das *Gebet* für die göttliche Heilkraft und erleben uns als deren *Kanal* oder *Instrument.* Wiederum brauchen wir nur so viel *Vertrauen,* um uns für diese Kraft zu öffnen – da wir nicht wissen, wie sie wirken wird, befinden wir uns in einem Raum des Vertrauens in das Nichtwissen. Öffnen wir uns für diesen Raum einen Augenblick vertrauensvoll, kann dies eine große Erleichterung bewirken. In diesem Zusammenhang möchte ich das Buch und insbesondere die CDs von Eckhart Tolle empfehlen, die immer wieder in den Augenblick führen. Wenn Menschen schwere Krankheiten haben, fällt ihnen das Lesen oft schwer, das Hören von CDs ist hingegen leichter möglich.

Ebenso versuchen wir, Dankbarkeit zu üben. Wofür kann ich in der Situation, in der ich mich gerade befinde, dankbar sein? Ist es mir möglich, auch für kleine Besserungen oder Erleichterungen Dankbarkeit zu verspüren? Menschen, bei denen eine schwere Krankheit diagnostiziert wurde, leben ihre Tage oft viel bewusster und intensiver als zuvor. Durch Dankbarkeit kann sich dort Leichtigkeit einstellen, wo zuvor noch Schwere war.

Geduld, das fünfte Prinzip beim Handauflegen, ist auch im Umgang mit uns selbst sehr wichtig. Wir können uns in diesem Zusammenhang fragen: »Wie steht es mit der Geduld in Bezug auf meinen Körper?« und »Bin ich oft ungeduldig, wenn der Körper sich nicht so verhält, wie ich es will?«. Wir können dann bewusst versuchen, mit der Qualität von Geduld in Kontakt zu kommen. Wie fühlt es sich an, wenn ich geduldig mit meinem Körper umgehe? Wie sind meine Bewegungen, wenn ich geduldig bin? Wie ist es, wenn ich geduldig esse und trinke? Wie gehe ich mit meinen Reaktionen auf die Krankheit um? Wie fühlt es sich an, wenn ich mit mir selbst geduldiger bin? Wie gehe ich dann mit den Menschen um, die sich mit meiner Krankheit auseinandersetzen müssen? Wie fühlt es sich an, wenn auch hier mehr Geduld möglich ist?

Wir alle haben Vorstellungen davon, wie unser Körper sein sollte, wie er aussehen und was er leisten sollte. Das Thema *Loslassen* fordert von uns ein, diese Vorstellungen fallenzulassen. Ich war sehr bewegt von dem ehrlichen Buch *Die Reise geht weiter* von Ram Dass, einem bekannten spirituellen Lehrer östlicher Weisheit aus Amerika. In diesem beschreibt Ram Dass seinen inneren Kampf, den er nach einem Schlaganfall mit sich ausfocht. War er zuvor

ein begnadeter Redner gewesen und als spiritueller Lehrer von unzähligen Schülern umgeben, war er nach seinem Schlaganfall plötzlich völlig auf die Hilfe anderer Menschen angewiesen. In diesem Buch beschreibt er seinen schwierigen Weg, der ihn schließlich zu der Erkenntnis führte, dass seine neue Inkarnation Ram Dass im Rollstuhl war. Da seine Schüler immer noch wollten, dass er lehrte, begann er langsam wieder Wort für Wort zu sprechen. Viele seiner Schüler stellten fest, dass genau dieses langsame Sprechen in ihnen eine tiefe Wirkung hervorrief.
Das lässt uns erkennen, dass der Körper in seiner Einzigartigkeit immer perfekt ist, ganz genau so, wie er jetzt gerade ist. Vielleicht ist er morgen wieder anders, aber heute ist er so, wie er ist.

Zu mir kommen oft Menschen, die eine schwerwiegende Diagnose erhalten haben. Im ersten Moment bewirkt dies in allen Menschen einen Schock. Oft fühlen sie sich umgehend – auch körperlich – viel schlechter als noch wenige Minuten vor der Diagnose, obwohl sich der körperliche Zustand faktisch nicht verändert hat. Wenn wir mit dieser Erkenntnis wirklich in Kontakt kommen, entsteht ein Raum, in dem es viel eher möglich ist, die richtigen Entscheidungen zu treffen.
Loslassen bedeutet auch, sich von Bildern und Vorstellungen zu lösen, wie es denn ist, an einer bestimmten Krankheit zu leiden. Wenn wir beispielsweise mit der Diagnose Krebs konfrontiert werden, gilt es, uns bewusst zu machen, welche Vorstellungen wir damit verbinden. Woher weiß ich, dass die Krankheit bei mir so ablaufen wird, wie ich es mir jetzt vorstelle? Was passiert, wenn ich diese Vor-

stellungen erkenne und zudem akzeptiere, dass alles ganz anders sein kann, als ich zu wissen glaube? Wir können es letztlich wirklich nur wissen, wenn wir es selbst erfahren haben. Oft sind unsere Vorstellungen von etwas weit schlimmer, als die Realität je sein könnte. Und wenn es tatsächlich schlimm werden sollte, werden wir zur gegebenen Zeit wissen, wie wir damit umgehen müssen. Sich bereits im Vorfeld darüber Sorgen zu machen, ruft nur zusätzliches Leid in einer Zeit hervor, in der die möglichen körperlichen Symptome noch gar nicht eingetreten sind. Kinder können uns in dieser Hinsicht gute Vorbilder sein. Wenn sie keinen direkten Schmerz empfinden, leiden sie nicht. Sie leben einfach in dem Moment, der gerade ist. Uns Erwachsenen fällt es weit schwerer, wirklich im Augenblick zu leben, während wir mit Diagnosen, Prognosen und Statistiken konfrontiert werden und Therapieentscheidungen treffen müssen. Wenn es uns gelingt, immer wieder in die Erfahrung des Augenblicks zurückzukehren – »Was fühle ich *jetzt?*« –, werden wir feststellen, dass das physische Leid meist weniger schlimm ist als das, was in unserem Kopf abläuft.

Das vollkommene *Loslassen* geschieht, wenn wir fähig sind zu sagen: »Dein Wille geschehe.« Das üben wir beim Handauflegen. »Kann ich mich wirklich darauf einlassen?«, »Wie geht es mir, wenn ich den Widerstand und den Kampf aufgebe, auch wenn es nur für einen Augenblick ist?«. Das sind die Fragen, die wir uns an dieser Stelle achtsam stellen können.

Das siebte Prinzip beim Handauflegen ist die *Liebe* und für die Selbstheilung ebenfalls von zentraler Bedeutung.

Kann ich mich noch lieben und schätzen, wenn mein Körper nicht mehr so viel leistet, oder wenn ich keine Kontrolle mehr über ihn habe? Wie fühlt es sich an, wenn ich Mitgefühl für mein eigenes Leid empfinde? Habe ich das gleiche Gefühl von Zärtlichkeit mir selbst gegenüber, das ich empfinde, wenn ich einen anderen Menschen leiden sehe? Wenn ich in Kontakt mit der Liebe zu mir selbst bin, ist es mir dann möglich, liebevoll und mitfühlend den Menschen gegenüber zu sein, die mir nahestehen und die dadurch ebenfalls unter der Situation leiden?

Das Handauflegen ist ein Übungsweg – auch dann, wenn wir es bei uns selbst praktizieren. Wir werden Zeiten erleben, in denen es uns leichtfällt, uns zu öffnen, loszulassen, geduldig, vertrauensvoll und liebevoll zu sein. Und es wird Zeiten geben, in denen uns das nicht möglich ist. Hier geht es immer wieder darum, dies mit Mitgefühl zu erkennen, neu anzusetzen und uns an unserer Übung zu orientieren. Das Handauflegen ist wie ein Kompass. Es erinnert uns immer wieder an das, was in uns heil und unveränderlich ist. Wir öffnen uns für die Kraft der Liebe und lassen diese sich in uns ausbreiten. Wir vertrauen ihrer Wirkung. Heilung geschieht auf der Ebene, auf der sie möglich ist. Erinnern wir uns an die wunderbaren Worte von Meister Eckehart: Es ist ein Augenblick – das Bereitsein und das Eingießen.

Handauflegen bei sterbenden Menschen – palliatives Handauflegen

Mitunter kommen Menschen zum Handauflegen, die schon alle anderen Heilmethoden ausprobiert haben. Sie leiden an einer schweren Krankheit und das Handauflegen ist vielleicht ihre letzte Hoffnung, physische Heilung zu erfahren. Manche denken: »Mir kann nur noch ein Wunder helfen – vielleicht geschieht es beim Handauflegen.« Möglicherweise haben Menschen die Erwartung an uns, dass wir dieses Wunder vollbringen. Wenn wir dies spüren, ist unsere eigene Klarheit besonders gefragt. Auf keinen Fall dürfen wir einem verzweifelten Menschen etwas versprechen. Und ebenso wenig dürfen wir ihm die Hoffnung nehmen. Denn letztlich wissen wir wirklich nicht, was passieren wird. Doch wir dürfen uns keinesfalls dazu verleiten lassen, etwas in Aussicht zu stellen oder gar zu versprechen, was wir nicht wissen können. Dies ist manchmal nicht leicht, wenn der Mensch unbedingt von uns hören will, dass Hilfe möglich ist. Vielleicht sagt er: »Ich weiß, dass Sie mir helfen können.« In diesem Fall ist es gut, wenn wir uns bereits Gedanken darüber gemacht haben, was wir in einer solchen Situation erwidern könnten. Ich sage manchmal so etwas wie: »Ich weiß wirklich nicht, was passieren wird – ich kann mich nur zur Verfügung stellen.«

Es ist wichtig, dass wir einen Menschen, der diese Erwartungshaltung hat, nicht zurückweisen oder gar verurteilen –

vielleicht würden wir uns in einer solchen Situation genauso verhalten. Unsere Aufmerksamkeit sollte auf unsere eigene Reaktion gerichtet sein und darauf, selbst möglichst klar und wahrhaftig zu bleiben. Wenn wir mit Menschen zu tun haben, die sich in einer extremen Lebenssituation befinden, gibt es oft keinen logischen Ablauf der Ereignisse. Ich habe öfter erlebt, dass Menschen innerhalb von einer Sitzung sagten, sie seien bereit zu sterben, und einige Minuten später erzählten, was sie alles tun wollten, wenn sie wieder gesund seien. Die Gefühle schwanken hin und her, und es empfiehlt sich daher, beim Handauflegen ein Gebet zu verwenden, welches in jeder Situation passt – dadurch brauchen wir nicht jedes Mal neu darüber nachzudenken, welches Gebet sich in der jeweiligen Situation eignen würde. Welches Gebet wir auch nehmen, es sollte immer offen genug sein, um allen Situationen gerecht zu werden, denn es ist fast unmöglich, in extremen Situationen ein neues Gebet zu lernen. Das Gebet von Seite 151 ist ein Beispiel dafür. Wenn das Gebet dem Betroffenen schon aus Zeiten vertraut ist, in denen es ihm noch besserging, kann es nun eine wunderbare Hilfe sein.

Heilung kann bedeuten, dass emotionale, mentale oder spirituelle Themen berührt werden. Zunächst einmal kommen jedoch die meisten Menschen aufgrund eines physischen Problems. Daher ist es wichtig, sich im Gespräch zunächst mit dem vorrangigen Problem zu beschäftigen, das dem Menschen am Herzen liegt. Für mich ist es eine der faszinierendsten Tatsachen beim Handauflegen, dass Heilung auf allen Ebenen möglich ist. Wir brauchen uns vorher nicht zu überlegen, was wir bei einem emotionalen oder bei einem gesundheitlichen Problem machen müssen. Wir tun einfach das, was wir immer tun: Wir öffnen uns, lassen die Kraft fließen und danken dafür.

Kommen Menschen zu mir zum Handauflegen, treten sie in einen Meditationsraum ein, der freundlich und still ist. In diesem Raum steht nicht viel – eine Liege, zwei Stühle, eine Jesus-Statue mit offenen Händen, eine Buddha-Statue in der Versenkung und eine brennende Kerze. Wenn sie sich hingesetzt haben und ich frage: »Weshalb sind Sie gekommen?«, antworten sie manchmal etwas ganz anderes, als sie mir bei der Anmeldung am Telefon gesagt haben. Ich stelle diese Frage immer, selbst wenn mir Menschen am Telefon bereits vom Grund ihres Kommens erzählt haben. Hören wir mit offenem Herzen und in einem Zustand des Nichtwissens zu, kann ein Mensch sich leichter öffnen. Wenn ihm dies schwerfällt, ist das ebenso in Ordnung. Unsere Übung besteht – auch im Gespräch – darin, uns für das Göttliche zu öffnen – im Unsichtbaren und in der Form dieses Menschen vor uns. Wenn Menschen von einer schweren Krankheit heimgesucht werden und in der jetzigen Form vielleicht nicht mehr lange zu leben haben, sind ihre Erfahrungen und ihre Gefühle etwas sehr Kostbares. In der Unterstützung dieser Menschen gilt es besonders achtsam zu sein und zu respektieren, dass der Weg, den sie gehen, ihr eigener Weg ist. Für uns geht es nur darum, uns für die heilende Kraft zu öffnen und uns keine Vorstellungen davon zu machen, wie wir uns in einer ähnlichen Situation verhalten würden und was dieser Mensch tun oder lassen sollte. Wir sind nicht in der gleichen Situation, und deshalb können wir nie wissen, was für diesen richtig oder falsch ist.

Schwerkranke Menschen kommen oft in Begleitung ihres Partners oder ihrer Partnerin zum Handauflegen. Wenn es möglich ist und wenn diese offen dafür sind, beziehe ich sie beim Handauflegen stets mit ein. Denn sie sind häufig die Personen, die dabei sein werden, wenn ihr Lebenspartner im Sterben liegt. Ich bin oft sehr berührt, wenn sie mir später erzählen, wie kostbar die letzten Wochen des Sterbeprozesses waren. Das Handauflegen ermöglicht oft eine ganz andere Art der Begegnung und bringt eine ungeahnte neue Nähe, selbst bei Ehepaaren, die seit vielen Jahren verheiratet sind. Dieses einfache und doch heilige Ritual des Handauflegens kann die Öffnung für einen Raum bewirken, in dem Leben *und* Tod Platz haben.

Bei der Behandlung sterbender Menschen ist unbedingt die erste Regel des Handauflegens zu beachten. Handauflegen beinhaltet immer die Voraussetzung, dass beide Beteiligten es wollen. Begibt sich einer der Beteiligten mit Unwillen ans Handauflegen, ist dies keine gute Ausgangssituation. Wenn der Partner oder die Partnerin keinen Zugang zum Handauflegen hat, der Sterbende jedoch unbedingt die Hände aufgelegt bekommen möchte, kann dies noch mehr Spannung in eine Situation bringen, die ohnehin schon für alle Beteiligten schwierig ist. Wenn wir daher einen Menschen aus der unmittelbaren Umgebung des Sterbenden in das Handauflegen einführen möchten, müssen wir sehr behutsam vorgehen und darauf achten, dass niemand unter Druck gerät. Manche Menschen sagen, sie könnten mit ihrem Partner oder ihrer Partnerin alles gemeinsam machen, nur das Handauflegen ginge nicht. Anderen ist es zunächst vielleicht etwas fremd, aber sie lassen sich darauf ein und merken möglicherweise mit der Zeit, wie gut es beiden Beteiligten tut.

Immer wieder wird die Frage gestellt, wie oft man die Hände auflegen sollte. Hierfür gibt es keine feste Regel. Wichtig ist nur, dass sich beide Beteiligten damit wohl fühlen. Es geht nicht um ein »Aufopfern«. Die Zeiten des Handauflegens sollten so gewählt werden, dass beide Beteiligten dabei auftanken können. Wenn Menschen einen Angehörigen beim Sterben begleiten, führt dies zwangsläufig zu Erschöpfungszuständen. Mitunter leisten Menschen, die einem Sterbenden nahestehen, Gewaltiges. Hierbei muss man wissen, dass sterbende Menschen Energie benötigen, um den Übergang zu schaffen. Dieser Vorgang läuft vollkommen unbewusst ab, aber sie nehmen Energie von den Menschen um sich herum auf, um sterben zu können. Wenn wir uns dessen bewusst sind, wird uns auch klar, wie wichtig es ist, eine Sterbebegleitung auf mehrere Schultern zu verteilen. Bei einem geliebten Menschen fällt es oft schwer, einen Teil der Begleitung abzugeben, um die eigene Energie wenigstens teilweise wieder auftanken zu können. Bei Sterbebegleitern benötigt daher der Solarplexus besondere Aufmerksamkeit (siehe Kapitel über die Chakren). Die Grundregel sollte sein, dass beide Beteiligten das Handauflegen wollen. Es gibt natürlich Situationen, in denen Menschen das dringende Bedürfnis verspüren, bei ihrem Partner oder ihrer Partnerin die Hände aufzulegen, und es als ganz schwer empfinden, wenn der geliebte Mensch dies absolut nicht will. Doch hier hat der Respekt vor dem Weg und den Wünschen des Sterbenden Vorrang.

Ich selbst habe das Glück, dass die Menschen, die mich aufsuchen, das Handauflegen wollen, denn sonst würden sie nicht kommen. Damit ist die Grundvoraussetzung, dass beide einverstanden sind, erfüllt. Für Menschen, die mit Sterbenden arbeiten, ist es weit schwieriger, dies herauszufinden. In meine Kurse kommen viele Menschen, die in Hospizen arbeiten. In Deutschland gibt es mittlerweile einige Palliativstationen und Hospize, in denen die in diesem Buch beschriebene Art des Handauflegens praktiziert wird – jedoch nur dann, wenn dies für den Sterbenden in Ordnung ist. Die dort tätigen Menschen brauchen eine große Sensibilität, um herauszufinden, ob das Handauflegen für einen sterbenden, ihnen weitgehend unbekannten Menschen, der sich vielleicht nur schlecht oder gar nicht mehr äußern kann, richtig ist. Die Ausbildung in der Hospizarbeit bietet hierfür viele Möglichkeiten, sich in Sensibilität zu üben. Menschen, die in diesem Bereich arbeiten, verfügen bereits über viel Erfahrung mit dem Sterbeprozess und haben gelernt, sich ganz auf die Bedürfnisse eines sterbenden Menschen einzulassen. Für sie ist es eine Selbstverständlichkeit, auf kleinste Zeichen zu reagieren, die ihnen zeigen, ob das Handauflegen erwünscht ist oder nicht. Der Respekt vor einem Menschen beinhaltet den Respekt davor, wie er stirbt. Es handelt sich um sein persönliches Sterben und auch um seine individuelle Sterbebegleitung. Diejenigen, die die Hände auflegen, begleiten ihn ein Stück seines Weges, ganz genau so, wie dieser sich vollzieht. Wichtig ist, dass wir uns als Begleiter selbst beobachten und unsere eigenen Vorstellungen wahrnehmen, um nicht unsere eigenen Wünsche in den Sterbenden hineinzuprojizieren. Vielleicht denken wir, dass der Sterbende »loslassen« müsste, oder dass der Sterbeprozess schneller voranschreiten sollte. Das Sterben jedes Einzelnen von uns wird jedoch so lange dauern, wie es eben dauert. Geduld ist dabei ein entscheidender Faktor. Die Länge des Sterbeprozesses ist genau richtig, denn sonst würde er anders verlaufen. Wir sollten uns fragen, ob unsere eigene Schwierigkeit, mit Leid und Sterben umzugehen, vielleicht der Grund dafür ist, dass wir es anders haben wollen, als es ist. Vielleicht brauchen wir auch selbst Hilfe, um mit der Situation umgehen zu können.

Als ich vor einiger Zeit eine sterbende Freundin begleitete, die das Handauflegen gut kannte und selbst praktiziert hatte, war es mir eine große Hilfe, dass sie mir genau sagen konnte, was sie brauchte. Zunächst wollte sie, dass ich die Hände auf viele verschiedene Stellen legte, aber je weiter der Prozess fortschritt, desto weniger wollte sie berührt werden. Eine Zeitlang wollte sie, dass ich nur die Füße berührte, später nur noch die Hand, und zum Schluss sagte sie: »Es ist schön, wenn du einfach nur dasitzt.« In Präsenz zu sitzen und offen zu sein für die göttliche Heilkraft ist möglich, ohne dass man dabei den Menschen berühren muss. Ich habe längst nicht so viel Erfahrung mit sterbenden Menschen wie diejenigen, die seit Jahren in Hospizen und auf Palliativstationen Hände auflegen. Allein in einem Münchener Krankenhaus sind es schon vier Pflegekräfte, die viel Erfahrung mit dem Handauflegen haben. Dieses »palliative Handauflegen« breitet sich immer weiter aus. Das Handauflegen ist jedoch nur ein Angebot von vielen, die Menschen in Hospizen zur Linderung von Leid und Schmerz zur Verfügung stehen.

Deshalb ist es mir auch wichtig, dass das Handauflegen, wenn wir es in öffentliche Einrichtungen einbringen, von Menschen ausgeführt wird, denen ein ganzes Spektrum an Möglichkeiten zur Verfügung steht. Wichtig ist nach Aussage der Menschen, die das palliative Handauflegen ausüben, dass der Sterbeprozess nicht gestört wird. Sie müssen sehr behutsam sein und ganz in Verbindung mit dem Menschen vor ihnen. Nur so können sie spüren, ob das Handlauflegen für diesen als angenehm oder nicht empfunden wird. Manchmal legen sie nur eine Hand leicht auf einen Arm, eine Schulter oder ein Knie. Manchmal halten sie nur eine Hand (immer von unten, damit die Patienten ihre Hand wegziehen können, wenn sie dies möchten). Es geht hier immer um Achtsamkeit und Behutsamkeit.

Mir selbst haben bei der Begleitung schwerkranker und sterbender Menschen die wunderbaren Sätze geholfen, die die amerikanische buddhistische Nonne Joan Halifax zusammen mit dem vietnamesischen Mönch Thich Nhat Hanh formuliert hat, um Begleitpersonen sterbender Menschen zu helfen. Diese Sätze können wir bei der Begleitung Sterbender innerlich sprechen und mit dem eigenen Atem verbinden. Während des Einatmens wird jeweils der erste Teil eines Satzes im Inneren still gesprochen und während des Ausatmens der zweite Teil. Vielleicht stellen wir fest, dass uns in einer bestimmten Situation der eine oder der andere Satz besonders hilft. Dann können wir diesen Satz eine Zeitlang mit unserem Atem verbinden.

Einatmend:
Möge ich meine Fürsorge und Präsenz bedingungslos anbieten,
Ausatmend:
wohl wissend, dass sie Dankbarkeit, Gleichgültigkeit, Zorn oder Angst begegnen können.

Einatmend:
Möge ich die innere Quelle finden,
Ausatmend:
um wirklich geben zu können.

Einatmend:
Möge ich Liebe anbieten,
Ausatmend:
wohl wissend, dass ich keine Kontrolle habe über den Verlauf von Leben, Leid und Tod.

Einatmend:
Möge ich in Frieden verweilen
Ausatmend:
und alle Erwartungen loslassen.

Einatmend:
Dein Schmerz berührt mich,
Ausatmend:
und ich habe keine Kontrolle über ihn.

Einatmend:
Ich wünsche dir Glück und Frieden,
Ausatmend:
und ich kann deine Entscheidungen nicht für dich treffen.

Einatmend:
Möge ich meine Grenzen mitfühlend sehen,
Ausatmend:
so wie ich das Leid von anderen betrachte.

Einatmend:
Mögen wir und alle Wesen
Ausatmend:
in Gelassenheit leben und sterben.

Wenn wir einen schwerkranken Menschen begleiten, kann es sein, dass zu einem bestimmten Zeitpunkt der eine oder andere Satz besser zu der Situation passt. Dann können wir uns während des Tages immer wieder mit dem Satz und dessen Weisheit verbinden. Die Sätze helfen uns dabei, unsere Herzen zu öffnen und unsere eigene Begrenztheit zu erkennen. Sie helfen uns, im tiefsten Mitgefühl zu sein, ohne uns dabei selbst zu verlieren.

Möge ich meine Fürsorge und Präsenz bedingungslos anbieten, wohl wissend, dass sie Dankbarkeit, Gleichgültigkeit, Zorn oder Angst begegnen können.

Wenn wir diesen Satz lesen, erscheint er uns vielleicht als Selbstverständlichkeit. Ich erlebe aber in Wochenkursen, in denen wir Hände auflegen und viel Zeit mit Schweigen verbringen, immer wieder anderes. Die Menschen, die dort behandelt werden, können selbst entscheiden, ob sie eine Rückmeldung über die Behandlung geben möchten oder nicht. Erfolgt keine Rückmeldung, laufen bei den Behandelnden manchmal alte Muster ab. »Weshalb hat sie nichts gesagt, war vielleicht irgendetwas nicht in Ordnung?« oder »Habe ich etwas falsch gemacht?« sind dann häufig Befürchtungen, die auftauchen können. Oder vielleicht kommt auch der Gedanke hoch: »Wenn ich schon so lange hier gestanden habe, hätte sie doch wenigstens sagen können, ob es ihr gefallen hat oder nicht!« Auch wenn wir uns dies nur ungern eingestehen, haben wir doch oft Gedanken dieser Art. Auch der folgende zählt dazu: »Ich weiß, dass ich nicht so viel Erfahrung im Handauflegen habe und es nicht so gut kann wie die anderen.« Der obige Satz erinnert uns immer wieder daran, in unsere Mitte zu kommen. *Möge ich meine Fürsorge und Präsenz bedingungslos anbieten.* Oh ja – genau darum geht es beim Handauflegen!

Möge ich die innere Quelle finden, um wirklich geben zu können.

Wirklich zu geben heißt, zu geben, ohne uns eine Vorstellung davon zu machen, was dadurch geschehen soll. Je mehr wir mit der Quelle verbunden sind, desto weniger werden wir von »Erfolg« oder »Misserfolg« – was immer wir auch darunter verstehen mögen – abhängig sein. Beim Handauflegen besteht unsere Hauptbeschäftigung darin, uns für die göttliche Heilkraft zu öffnen und dieser zu danken. Je mehr dies unser erklärtes Ziel ist, desto weniger werden wir von Lob und Tadel abhängig sein. Wir geben aus der Fülle der Quelle. Wir geben aus der Dankbarkeit und nicht aus eigener Bedürftigkeit. Wirklich geben zu können beinhaltet, dass wir nicht davon abhängig sind, ob Menschen zu uns kommen oder nicht. Wir machen ein

Angebot – die Menschen sind frei, das Angebot anzunehmen oder auch nicht.

Möge ich Liebe anbieten, wohl wissend, dass ich keine Kontrolle habe über den Verlauf von Leben, Leid und Tod.

Dies ist alles, was wir tun können. Liebe anbieten und erkennen, dass wir letztlich nichts wissen, nichts verstehen, nichts kontrollieren können. Dadurch gelangen wir in eine Haltung der Demut. Beim Handauflegen geht es um das Anbieten von Liebe. Gott sei Dank gibt es in der Schulmedizin vielfältige Möglichkeiten, um körperliches Leid zu lindern. Auch das Handauflegen kann dazu beitragen. Inwieweit dies im jeweiligen Fall geschieht, können wir jedoch nicht planen. Wir wissen nur, dass wir durch unser Handauflegen Liebe anbieten, immer und immer wieder.

Möge ich in Frieden verweilen und alle Erwartungen loslassen.

Dieser wunderbare Satz bringt uns wieder in unsere Mitte, wenn wir merken, wie sehr wir am Machen sind, wie sehr im Streben nach etwas, von dem wir denken, dass es richtig wäre. Wir haben Erwartungen an uns selbst, wie wir etwas tun oder es besser machen sollten, Erwartungen an den anderen, wie er oder sie sich verhalten sollte, wir haben selbst Erwartungen an die göttliche Heilkraft, dass sie dies oder jenes bewirken sollte. Worum es beim Handauflegen jedoch geht, ist immer wieder aus allen Erwartungshaltungen herauszutreten und in »Frieden zu verweilen«.

Dein Schmerz berührt mich, und ich habe keine Kontrolle über ihn.

Dieser Satz ermöglicht es uns, offen für den Menschen mit seinen Schmerzen zu bleiben, uns berühren zu lassen und gleichzeitig unsere eigene Hilflosigkeit zuzugeben. Unsere eigene Hilflosigkeit zu benennen und zu akzeptieren kann uns helfen, mit der Situation umzugehen. Unser Nichtvorhandensein von Kontrolle ist ebenso eine Tatsache wie der Schmerz des sterbenden Menschen. Das eigene Gefühl zu benennen und zuzulassen bringt oft Entspannung und Weichheit in eine Situation zurück, in der wir uns sonst vielleicht verhärten würden, weil der Schmerz eines anderen Menschen so schwer auszuhalten ist. Wenn wir zugeben, dass wir keine Kontrolle haben – so sehr wir uns dies vielleicht auch wünschen würden –, kann ein Raum des Loslassens entstehen, in dem sich Mitgefühl für den anderen, aber auch für uns selbst entwickelt.

Ich wünsche dir Glück und Frieden, und ich kann deine Entscheidungen nicht für dich treffen.

Wichtig in diesem Satz ist für mich das kleine Wort »und«. Wir haben hier zwei Gefühle, die gleichwertig sind. Da ist zum einen der Wunsch, dass es jemandem gutgehen möge, und zum anderen die Erkenntnis, dass wir weder das Wissen noch das Recht haben, jemanden in seinen Entscheidungen zu beeinflussen. Wünschen wir jemandem Glück und Frieden, haben wir oft bereits Vorstellungen davon, wie dies aussehen würde. Wenn wir meinen, jemand sollte sich nicht oder doch einer weiteren Chemotherapie unterziehen, dann machen wir uns feste Vorstellungen davon, was für denjenigen gut wäre. Durch das Handauflegen, das Öffnen für die göttliche Heilkraft und die völlige Akzeptanz eines Menschen wird ein Raum geschaffen, in dem der Betreffende seinen eigenen Weg klarer erkennen kann.

Möge ich meine Grenzen mitfühlend sehen, so wie ich das Leid von anderen betrachte.

Dieser siebte Satz ist enorm wichtig und sollte beim Handauflegen auf keinen Fall außer Acht gelassen werden. Als einmal eine schwerkranke Freundin einige Wochen bei mir lebte, trat eine Situation ein, in der ich ehrlich zugeben musste: »Ich habe nicht mehr die Kraft, so weiterzumachen, wir müssen andere Menschen und Hilfe dazuholen.« Wir hatten zu Beginn ihres Aufenthaltes besprochen, dass wir immer ehrlich zueinander sein wollten. Als ich zugab, dass die Situation über meine Kräfte ging, entstand eine große Nähe zwischen uns. Ich war keinesfalls »die Starke« und sie »die Schwache«, vielmehr waren wir zusammen in einer Situation, in der wir uns Hilfe holen mussten.

Mögen wir und alle Wesen in Gelassenheit leben und sterben.

Alle Sätze sind für die Übung durch begleitende Personen gedacht, aber den achten Satz habe ich mitunter auch sterbenden Menschen angeboten. Es ist ein Satz, den beide sagen können – die begleitende Person und der sterbende

Mensch. Er verbindet beide, da beide leben und beide sterben werden, und er verbindet sie zugleich mit allen anderen Lebewesen. Ich habe festgestellt, dass diese Worte Menschen, die vorher unruhig waren, Ruhe und Frieden vermitteln konnten. Die Lippen einer sterbenden Freundin haben sich lange Zeit mit diesen Worten bewegt, obwohl kein Ton mehr zu hören war. Eine andere Freundin erzählte, wie sie an dem Nachmittag, an dem ihr Mann starb, seine und ihre Unruhe auflösen konnte, indem sie immer wieder diesen Satz sprach.

Open Hands Schule des Handauflegens

Im Jahr 2008 wurde die Open Hands Schule (OHS) des Handauflegens gegründet. Die Gründung einer solchen Schule schien naheliegend, da wir durch die Entwicklung meiner Arbeit den Versuch unternehmen konnten, das Handauflegen speziell für das Ausüben in öffentlichen Einrichtungen anzubieten. In diesem Kontext schien es sinnvoll, klare Richtlinien aufzustellen, nach denen wir arbeiten. Es gibt im Handauflegen sehr viele verschiedene Richtungen, und ich möchte mittels dieser Richtlinien deutlich machen, worum es der Open Hands Schule geht. In diesem Zusammenhang haben wir auch eine Ethik aufgestellt, an die sich alle, die sich als Teil der OHS verstehen, halten. Die Grundlage der Schule ist die Kontemplation – das Sitzen in der Stille.

Im Jahr 2009 fragte mich Pater Willigis Jäger, ob das Handauflegen, so wie ich und mittlerweile auch viele andere es praktizieren, Teil seiner neu gegründeten Stiftung »West-östliche Weisheit« werden könnte, und bat mich, im »Kuratorium Gesundheit und Heilung« der Stiftung mitzuwirken. Hierfür musste ich garantieren, dass diese Arbeit auch über meinen Tod hinaus in der bisherigen Form weitergeführt werden kann. Die Gründung der Schule bietet hierfür den richtigen Rahmen.

Die Schule hat derzeit drei Säulen:

Die erste Säule bilden die Kurse im Handauflegen. Bisher

gibt es noch keine offiziell ernannten Lehrer und Lehrerinnen – obwohl es schon eine Reihe von Menschen gibt, die Kurse im Sinne der OHS halten. Wenn in Zukunft offiziell Lehrende ernannt werden, haben sie den Nachweis erbracht, dass sie über mehrjährige Erfahrungen im Handauflegen verfügen, Heilungen durch sie erfolgten und sie Kompetenz in der Gruppenarbeit besitzen. Zudem werden sie öfter in meinen Kursen assistiert haben.

Die zweite Säule sind die Übungskreise im Handauflegen, die es mittlerweile in etwa 30 Städten gibt. Hier haben die Leiter und Leiterinnen ein Jahrestraining absolviert und bieten nun einen monatlichen Übungskreis an, damit Menschen, die an Einführungswochenenden im Handauflegen teilgenommen haben, die Möglichkeit erhalten, unter Anleitung eines erfahrenen Menschen zu üben.

Die dritte Säule besteht in dem Vorhaben, das Handauflegen in öffentliche Einrichtungen zu bringen und es zugleich aus der etwas dubiosen Ecke, in der es sich heute teilweise noch befindet, herauszuholen, und es als das zu würdigen, was es ist – eine wunderbare Möglichkeit, Menschen in all ihrer Vielschichtigkeit zu helfen. Diese Möglichkeit wollen wir auch verstärkt in öffentlichen Einrichtungen schaffen. Hier stehen wir zwar noch weitgehend am Anfang, doch dieser Anfang ist immerhin gemacht. So kenne ich beispielsweise eine Physiotherapeutin, die in einer großen Einrichtung für geistig und körperlich behinderte Kinder arbeitet, in der sie seit vier Jahren die Hände auflegt und damit gute Erfahrungen macht. Die Kinder sind teilweise weniger aggressiv, sie entdecken neue Laute, um Glücksgefühle auszudrücken, und sie haben weniger Darmprobleme.

Ich habe inzwischen begonnen, eine zweijährige Ausbildung für Menschen anzubieten, die das Vertrauen ihrer Einrichtung genießen und in dieser das Handauflegen praktizieren dürfen. Wenn wir im Gesundheitssystem etwas bewirken wollen, muss dies meines Erachtens von den Menschen innerhalb des Systems ausgehen. Die Menschen, die an der Ausbildung teilnehmen, stehen alle fest in ihrem Beruf und haben viel Erfahrung mit den Menschen gesammelt, mit denen sie arbeiten. In München etwa gibt es eine Palliativstation, auf der mittlerweile vier Pflegerinnen die Hände auflegen und damit sterbenden Menschen beistehen. Am ersten Ausbildungszyklus der OHS nahmen Menschen teil, die auf Palliativ- und Aufwachstationen, in Altenheimen, in der Onkologie und mit Autisten arbeiteten. Während der Ausbildung begannen wir, eine einfache Dokumentation zusammenzutragen. Dabei zeigte sich der herrschende Zeitmangel im Gesundheitswesen als das größte Hindernis beim Handauflegen. Zugleich jedoch hatten viele von ihnen bereits positive Erfahrungen mit dem Handauflegen gemacht. Sie sagten, dass das Handauflegen etwas in ihnen zufriedenstellen konnte, was in ihrem Arbeitsalltag oft nicht befriedigt würde. Durch das Handauflegen erhielten sie die Möglichkeit, ihre Patienten nicht nur schulmedizinisch zu betreuen, sondern diese achtsam und ganzheitlich wahrzunehmen und zu versorgen.
Die Grundlagen für die Ausbildung im Handauflegen in öffentlichen Einrichtungen sind die Kontemplation und die Einübung der Ethik der OHS.

Ethik der Open Hands Schule

Ich verspreche, mich darin zu üben

1. mich für die göttliche Heilkraft zu öffnen, um wirklich geben zu können;
2. die sieben Prinzipien der Einstellung beim Handauflegen zu praktizieren;
3. allen Lebewesen mit Achtung und Mitgefühl zu begegnen;
4. mitfühlend und achtsam meine eigene Grenzen zu erkennen und zu respektieren und mich für meine eigene Heilung zu öffnen;
5. alle Heilsuchenden gleichzubehandeln, unabhängig von Status, Ethnie, Geschlecht oder Religion;
6. die persönliche Freiheit des Heilsuchenden stets zu respektieren und niemandem von anderen Therapien abzuraten;
7. nie Heilung oder Besserung zu versprechen;
8. weder Diagnosen zu stellen noch meine eigenen Interpretationen einzubringen und auf keinen Fall »mediale« Eindrücke mitzuteilen;
9. niemandem meine Meinung, meine Lebensanschauung oder meinen Glauben aufzudrängen;
10. nur dann die Hände aufzulegen, wenn es vom Heilsuchenden gewünscht wird, und bei Nichtansprechbarkeit die Bezugspersonen zu fragen;
11. Kinder nur mit Erlaubnis der Eltern oder Erziehungsberechtigten zu behandeln;
12. mich der Gabe des Handauflegens als würdig zu erweisen.

Betrachtungen zur Ethik der Open Hands Schule des Handauflegens

1. Ich verspreche, mich darin zu üben, mich für die göttliche Heilkraft zu öffnen, um wirklich geben zu können.

Je mehr wir uns für die göttliche Heilkraft öffnen, desto weniger werden wir an unser Geben Bedingungen knüpfen. Das Geben ist wie eine »Nebenwirkung« des Öffnens für die göttliche Heilkraft. Indem wir uns für diese öffnen, empfangen wir unendlich viel und geben diese durch den natürlichen Fluss des Lebens weiter. Wirkliches Geben entspringt der Fülle in uns, nicht der Bedürftigkeit. Wirkliches Geben beim Handauflegen heißt, unabhängig zu sein von Erfolg oder Misserfolg. Unsere Hauptbeschäftigung beim Handauflegen ist unsere Öffnung für die Heilkraft. Wir stellen uns zur Verfügung. Indem wir selbst so wenig wie möglich tun, entsteht der Raum für bedingungsloses Geben.

2. Ich verspreche, mich darin zu üben, die sieben Prinzipien der Einstellung beim Handauflegen zu praktizieren.

Das Handauflegen wird als ein innerer Weg verstanden. Die sieben Prinzipien hierfür wurden am Anfang dieses Buches ausführlich beschrieben.

3. Ich verspreche, mich darin zu üben, allen Lebewesen mit Achtung und Mitgefühl zu begegnen.

Das, was wir in Einführungskursen im Handauflegen üben – Menschen ganz anzunehmen und zu respektieren, so wie sie gerade sind –, versuchen wir, in unseren Alltag zu übertragen. Oft bringen wir den Menschen, die uns am nächsten stehen, den wenigsten Respekt entgegen. Je länger wir den Weg des Handauflegens gehen, desto eher wird es uns im Alltag auffallen, wenn wir nicht respektvoll und achtsam mit Menschen umgehen. Dies gilt auch im Hinblick auf uns selbst. Wir sollten uns daher immer wieder mit der Frage auseinandersetzen »Wie sieht mein Alltag aus, wenn ich mir und den Menschen in meinem Umfeld mit Achtung und Mitgefühl begegne?«.

4. Ich verspreche, mich darin zu üben, mitfühlend und achtsam meine eigenen Grenzen zu erkennen und zu respektieren und mich für meine eigene Heilung zu öffnen.

Die eigenen Grenzen zu erkennen und ernst zu nehmen ist wichtig. Dies gilt für den Umgang mit uns selbst und unserer eigenen Energie (siehe »Solarplexus« im Kapitel *Chakren)*. Wir sollten unsere eigene Energie wahrnehmen, um erkennen zu können, wann wir unsere Grenzen überschreiten. Dann können wir bewusst Zeiten einbauen, in denen wir selbst genährt werden. Dies gilt besonders dann, wenn wir schwerkranke oder sterbende Menschen begleiten. Hier bedarf es einer guten Organisation und der Bereitschaft, die Verantwortung auf mehrere Schultern zu verteilen.

Da es sich beim Handauflegen um unseren eigenen Weg handelt, geht es immer auch um unsere eigene Heilung und unsere eigene Ganzheit. Um in Balance zu sein, bedarf es der Erfahrung, selbst mitunter in der Rolle des Empfangenden zu sein. Wichtig ist es, die eigenen Grenzen ebenso wie die persönlichen fachlichen Kompetenzen realistisch einschätzen und erkennen zu können. Im Idealfall begleitet ein Arzt den Prozess, der durch das Handauflegen ausgelöst werden kann. Auch wenn wir selbst nicht über eine psychotherapeutische Ausbildung verfügen sollten, ist es wichtig zu erkennen, wann andere Menschen mit Fachkompetenz hinzugezogen werden müssen. Es ist bereichernd, in einem Team zu arbeiten, in dem mehrere Menschen ihre Stärken einbringen können.

5. Ich verspreche, mich darin zu üben, alle Heilsuchenden gleichzubehandeln, unabhängig von Status, Ethnie, Geschlecht oder Religion.

Auch hier geht es wieder darum, uns selbst zu beobachten und unsere Haltungen gegenüber Menschen zu erkennen und zu überprüfen. Indem wir uns selbst Mitgefühl entgegenbringen, können wir den Worten von Ayya Khema folgen: »Erkennen – mich nicht tadeln – ändern!«

6. Ich verspreche, mich darin zu üben, die persönliche Freiheit des Heilsuchenden stets zu respektieren und niemandem von anderen Therapien abzuraten.

Unabhängig davon, welchen Weg ein Mensch für sich gehen will, bietet das Handauflegen eine Möglichkeit der Begleitung. Durch das Handauflegen schaffen wir einen Raum, in dem der Heilsuchende selbst zu einer Klarheit kommen und den nächsten Schritt, der ihm gemäß ist, erkennen kann.

7. Ich verspreche, mich darin zu üben, nie Heilung oder Besserung zu versprechen.

Hierfür ist die eigene Klarheit sehr wichtig. Manchmal haben Menschen die Erwartung an uns, dass Heilung nach ihren Wünschen stattfinden möge. Unsere Aufgabe jedoch ist es, im »Nicht-Wissen« zu bleiben. Auch wenn Menschen aus Verzweiflung versuchen, uns zu einer Aussage zu bewegen, bleiben wir ganz klar. Wir stellen uns zur Verfügung, ohne zu wissen, was passieren wird.

8. Ich verspreche, mich darin zu üben, weder Diagnosen zu stellen noch meine eigenen Interpretationen einzubringen und auf keinen Fall »mediale« Eindrücke mitzuteilen.

Wir vertrauen auf die göttliche Heilkraft und bleiben selbst im Nicht-Wissen – es sei denn, wir haben das klare Gefühl, dass jemand unbedingt einen Arzt aufsuchen sollte, um Probleme medizinisch abklären zu lassen (siehe Kapitel *Aus der Praxis – Verantwortung für unsere Worte*).

9. Ich verspreche, mich darin zu üben, niemandem meine Meinung, meine Lebensanschauung oder meinen Glauben aufzudrängen.

Wir akzeptieren jeden Menschen, der zu uns kommt, in seinem »Sosein«. Wir begleiten Menschen, so wie sie sind. Wir manipulieren nicht, sondern vertrauen auf den ureigenen Weg des Einzelnen.

10. Ich verspreche, mich darin zu üben, nur dann die Hände aufzulegen, wenn es vom Heilsuchenden gewünscht wird, und bei Nichtansprechbarkeit die Bezugspersonen zu fragen.

Hier ist der Respekt vor dem Einzelnen ganz wichtig. Wir brauchen uns dabei nur eine eigene Situation der Schwäche und Nichtansprechbarkeit vorzustellen. Sicherlich möchte keiner von uns, dass in dieser unsere eigenen Wünsche übergangen werden und Menschen etwas mit uns machen, was wir gar nicht wollen. Grundvoraussetzung für das Handauflegen ist, dass es alle Beteiligten als angenehm empfinden.

11. Ich verspreche, mich darin zu üben, Kinder nur mit Erlaubnis der Eltern oder Erziehungsberechtigten zu behandeln.

Hier ist es selbstverständlich, dass allein die Eltern das Recht haben, zu entscheiden, ob ihrem Kind die Hände aufgelegt werden sollen oder nicht.

12. Ich verspreche, mich darin zu üben, mich der Gabe des Handauflegens als würdig zu erweisen.

Dies wird für jeden von uns etwas anderes bedeuten. Die innere Einstellung des Handauflegens kann jedoch ein Maßstab für unser Leben werden. Wenn wir achtsam sind, werden wir klar erkennen können, wann wir im Sinne des Handauflegens handeln und wann nicht.

Schlusswort

Ich hoffe, dass dieses Buch einen Beitrag dazu leisten kann, das Handauflegen als einen Weg aufzuzeigen, der uns zu unserer inneren Quelle zu führen vermag. Ich wünsche uns allen, dass wir in Dankbarkeit die Möglichkeiten des Handauflegens erkennen und diese in Demut annehmen. Wenn wir so viel von dieser Gabe erhalten haben, dass Menschen uns aufsuchen, mögen wir immer bemüht sein, diesen Menschen mit Respekt und Ernsthaftigkeit zu begegnen. Mögen wir alle erkennen, dass Heilung nie unser eigener Verdienst ist, und mögen wir immer das ehren, was wirklich heilt.

Literaturverzeichnis

Bonhoeffer, Dietrich: DBW – Werke Bd. 8., Brief an Karl und Paula Bonhoeffer. Gütersloher Verlagshaus, 2001.

Byron, Katie: Lieben, was ist. Arkana, 2002.

Cardinale, Ernesto: Das Buch von der Liebe. Peter Hammer Verlag, 1991.

Emoto Masaro: Die Botschaft des Wassers. Koha Verlag, 2002.

Green, James: The Sayings of Layman P'ang: A Zen Classic of China. Shambhala, 2009.

Halifax, Joan: Being with Dying. Shambhala, 2008.

Jäger, Willigis: Suche nach dem Sinn des Lebens. Via Nova, 2004.

Jäger, Willigis: Die Welle ist das Meer. Herder, 2000.

Johanson, Tom: Zuerst heile den Geist. Bauer Verlag, 1995.

Khema, Ayya: Ohne mich ist das Leben ganz einfach. Jhana Verlag, 2010.

Kornfield, Jack: Das weise Herz. Arkana, 2008.

Leicht, Irene: Marguerite Porete. Don Bosco Verlag, 2001.

Maharshi, Ramana: Sei, was du bist! O. W. Barth, 1990.

Meister Eckehart: Deutsche Predigten und Traktate. Nikol, 2007.

Sogyal Rinpoche: Das Tibetische Buch vom Leben und Sterben. O. W. Barth, 2006.

Tagore, Rabindranath: Selected Poems. Penguin Classics, 2005.

Tauler, Johannes: Predigten in 2 Bänden, Predigt 54. Johannes, 2007.

Tolle, Eckehard: Jetzt! Kamphausen, 2000.

Zur Autorin

Anne Höfler wurde 1944 in England geboren und lebt seit 40 Jahren in Deutschland. Sie ist Mutter von drei Kindern und mittlerweile auch Großmutter. Als ihr drittes Kind 1981 schwer an Neurodermitis erkrankte, erfuhr ihr Leben eine tiefgreifende Veränderung. Sie wandte sich der spirituellen Heilung zu und studierte mehrere Jahre bei Heilern und Heilerinnen aus aller Welt.

Seit 1989 gibt Anne Höfler ihre Erfahrungen im Handauflegen in Seminaren und Vorträgen weiter. Seit vielen Jahren wird sie von den katholischen und evangelischen Kirchen eingeladen. 1995 erschien ihr erstes Buch *Leg mir die Hand auf*, eine praktische Anleitung zur Behandlung von Kindern mit chronischen Erkrankungen.

Seit 1989 ist Anne Höfler Schülerin von Pater Willigis Jäger. Von ihm wurde sie zur Lehrerin der *Würzburger Schule der Kontemplation* ernannt sowie zur Vertreterin der Kontemplation in der *Willigis-Jäger-Stiftung* berufen. Ihre Kurse im Handauflegen finden auf der Grundlage der Kontemplation statt.

Kontakt und Informationen: AFeilhauer@t-online.de

CAROLINE MYSS

Chakren

Die sieben Zentren von Kraft und Heilung

Die renommierte amerikanische Heilerin Caroline Myss besitzt die einzigartige Fähigkeit der intuitiven Diagnose. Mit großer Klarheit und Tiefe interpretiert sie die Hauptchakren des Menschen. Sie repräsentieren 7 energetische Stufen - die sieben Ebenen der geistigen und spirituellen Entwicklung. Einfache Übungen helfen dabei, energetische Blockaden bei Erkrankungen zu erkennen und aufzulösen sowie die intuitiven Kräfte zu stärken. Ein Klassiker zum energetischen Heilen von Körper und Seele.

KNAUR